Eric Franklin
Fit bis in die Körperzellen

Eric N. Franklin

Fit bis in die Körperzellen

Jung und vital mit der Franklin-Methode®

Illustriert von Sonja Burger
und Eric N. Franklin

VAK Verlags GmbH
Kirchzarten bei Freiburg

Hinweis des Verlags

Dieses Buch informiert über Vorstellungsübungen, die zur Steigerung von Fitness und Vitalität beitragen können. Sie haben sich als sicher und effektiv bewährt. Wer sie anwendet, tut dies in eigener Verantwortung. Autor und Verlag beabsichtigen nicht, Diagnosen zu stellen oder Therapieempfehlungen zu geben. Die hier beschriebenen Übungen sind nicht als Ersatz für professionelle medizinische Behandlung bei gesundheitlichen Problemen zu verstehen.

Bibliografische Information Der Deutschen Bibliothek
Die Deutsche Bibliothek verzeichnet diese Publikation in der Deutschen Nationalbibliografie; detaillierte bibliografische Daten sind im Internet über http://dnb.ddb.de abrufbar.

Illustrationen: Sonja Burger und Eric N. Franklin
Fotos: Eric Franklin
Lektorat: Norbert Gehlen
Satz: Karl-Heinz Mundinger (VAK)
Umschlag: photodisc/Hugo Waschkowski, Freiburg
Druck: MediaPrint, Paderborn
Printed in Germany
ISBN 3-935767-32-3

Inhalt

Für meine Familie:

Nalini, Roshan, Savita, Gabriella

Einleitung

Wie Gesundheit und Vorstellungskraft miteinander zusammenhängen

Dieses Buch beschreibt einen neuartigen Weg, Fitness, Gesundheit und Vitalität zu verbessern: die *Franklin-Methode®*. Das Besondere an dieser Methode ist die gezielte Beeinflussung unserer körperlichen Befindlichkeit durch die Kraft unserer Gedanken und Vorstellungen.

Der Zusammenhang zwischen Gesundheit und Imagination (= Vorstellungskraft, Phantasie, bildhaft anschauliches Denken), insbesondere die Anwendung von Imagination in der Schmerzbekämpfung, wird von der größten Forschungsstelle der Welt, vom amerikanischen *National Institute of Health*, seit Jahren eingehend untersucht. Die Wirksamkeit von Imagination in dieser Hinsicht ist unbestritten. Das Ärztepaar Carl und Leslie Simonton wendet Imagination seit vielen Jahren erfolgreich bei der Krebsbekämpfung an. Imagination ist auch aus dem Leistungssport nicht mehr wegzudenken. Spitzensportler von heute zeichnen sich durch ihre Fähigkeit aus Imagination differenziert anzuwenden.

In diesem Buch verwenden wir Imagination, die auf der *Ideokinese®* und deren Weiterentwicklung, der *Franklin-Methode®*, basiert. Weitere wertvolle Quellen für unsere „Zellarbeit" sind das Yoga, insbesondere das *Integrale Yoga* von Sri Aurobindo, und das von Bonnie Bainbridge Cohen entwickelte *Body-Mind Centering™*.

Wir üben hier das Zusammenspiel von Denken, Imagination und körperlicher Befindlichkeit, nach dem Motto: *Wir werden so, wie wir imaginieren.* In gewissem Sinne ist der Körper sehr folgsam, er versucht immer die Bilder und Worte, die wir im Kopf haben, zu verwirklichen. Einige Beispiele: Ein Hürdenläufer, der imaginativ (oder wie man mit einem verwandten Wort sagt: mental) geschult ist, stellt sich vor, wie er elegant und schnell über die Hürden springt und siegreich das Ziel erreicht; ein Langstreckenläufer schafft sich seine individuelle Imagination, um möglichst in den „Flow" zu kommen, in das Gefühl des Laufens „wie von selbst". Der Lauf wird zur Meditation, zum „Gebet" an die Körperzellen. Imagination ist die Fähigkeit Nummer eins erfolgreicher Spitzensportler. Guennadi Touretski, Coach des mehrfachen Schwimmweltmeisters Alexander Popov, sagt dazu, Technik sei in seinem Sport wichtiger als Anstrengung; das Ziel sei, sozusagen durch das Wasser zu „fließen". (Quelle: Cuvit, F.: „Den Wettkampf leben", in: *Mobile* 3/2003, S. 16)

Ein Alltagsmensch sinniert vielleicht oft über sein Zuviel an Fett, über seine schlaffen Muskeln, über seine Falten und ausfallendes Haar. Er scheint nicht zu wissen, dass er negatives mentales Training macht. Er zieht an, was er *nicht* möchte. Diese Wirkung ist eine Sache der *Quantität* des negativen Denkens, es geht nicht darum, negative Gedanken dogmatisch zu verbieten. Wenn er nur nüchtern *feststellt*, dass er schlaffe Bauchmuskeln hat, und sich dann entscheidet, etwas dagegen zu *tun*, ist das nicht weiter schlimm. Wenn er sich diese Schlaffheit aber *immer wieder* vor Augen hält und *nichts tut*, so fördert er die entsprechende Anpassung des Körpers an die Gedanken. Der mentale Bildschirm ist wie eine Sendestation für die Zellen.

Oft kommt die Angst hinzu abgelehnt zu werden, nicht mehr attraktiv zu sein, und man beginnt das Fitnessprogramm mehr aus Angst anstatt aus Lust. Angst wiederum wirkt sehr stark als negatives mentales Training. Wenn man Angst hat, stellt man sich das, was man *nicht* möchte, sehr intensiv vor. Die Eckpfeiler wirksamen mentalen Trainings sind ein klares Bild, die körperliche Wahrnehmung und die emotionale Untermauerung dazu. Und diese sind bei Angst und auch bei Wut vorhanden, aber im negativen Sinne. Würde man mit diesen Elementen positive Imaginationen gestalten, so wäre man von den Resultaten begeistert. Aber sich vorzustellen, dass die Hautzellen klar, frei, straff und trotzdem elastisch sind, das ist für „Imaginationseinsteiger" zunächst eine Herausforderung, zumal wenn man dies mit Überzeugung und körperlicher Wahrnehmung tun soll. Alles braucht Übung, die Imaginationsfähigkeit steigert sich von Übung zu Übung. Dabei will dieses Buch Sie unterstützen.

Wie Sie dieses Buch benutzen können

Meine Bücher sind immer darauf angelegt, dass man jeden Textinhalt, jeden Prozess, der im Körper stattfindet, visualisieren und damit leichter sich aneignen kann. Mit bildhaften Formulierungen auch in den erklärenden Teilen dieses Buches möchte ich jede *Sachinformation* zum möglichen Ausgangspunkt einer praktischen Vorstellungsübung machen.

Aber ich gebe auch zahlreiche direkte *Übungsanleitungen*. Aus diesen können Sie sich – je nachdem, was Sie am meisten anspricht – nach Bedarf und Belieben Ihr individuelles Übungsprogramm zusammenstellen. (Die Übungsanleitungen sind in der Wir-Form geschrieben, weil auch ich selbst ein Übender bin – nicht der große Lehrmeister, der alles weiß – und weiterhin Erfahrungen sammle, weil wir alle auf diesem Gebiet lebenslang Übende sind und weil Sie die Übungen auch gut mit anderen zusammen machen können.)

Was Ihnen beim Blättern in diesem Buch vermutlich als Erstes auffallen wird, sind die *Illustrationen*. Sie sind so erkenntnisfördernd und hoffentlich so motivierend und inspirierend gestaltet, dass Sie auch schon beim bloßen Anschauen der Bilder etwas für die Fitness Ihrer Körperzellen tun.

Sie können dieses Buch also auf dreierlei Weise benutzen:

- als Bilderbuch: blättern, die Bilder auf sich wirken lassen, sich davon inspirieren und in Bewegung bringen lassen.
- als Übungsbuch: zunächst nur die Übungen durchlesen (sie sind als solche leicht erkennbar) und heraussuchen und ausprobieren, was Sie besonders anspricht.
- als Quelle für mehr Wissen über Ihren Körper und mehr Verständnis der Zusammenhänge: die einführenden und erklärenden Texte lesen, die den Übungen vorangestellt sind.

Wie auch immer Sie damit umgehen – ich wünsche Ihnen viel Spaß und Erfolg bei diesem Fitnesstraining für Ihre Körperzellen!

Das Geheimnis unserer Körperzellen

Der menschliche Körper besteht aus fünf Trillionen Körperzellen – eine unvorstellbare Zahl. Die Zellen stellen aus der aufgenommenen Nahrung und aus Sauerstoff alles das her, was wir zum Leben benötigen: Proteine (Eiweiß), Energie, Hormone und vieles mehr. Sie dienen als lebendige Recyclingstationen und reparieren unseren Körper nach einer Verletzung. Jeder Schmerz und jede Verspannung ist auf den Zustand der Zellen zurückzuführen. Die Zellen können sich bewegen und haben ein eigenes Skelett. Sie sind aktiv und intelligent. Sie schaffen Verbindungen und sie kommunizieren auf eine Weise untereinander, die jede moderne Telekommunikation in den Schatten stellt. Das vorliegende Buch zeigt, wie wir mit ihnen in Kontakt treten können. Das Ziel dabei: jugendliche Frische, Gesundheit, Kraft, Vitalität, Wohlgefühl. Denn in der Zelle beginnt unsere körperliche Existenz.

Unsere „Instrumente“ haben wir immer zur Verfügung: Vorstellungskraft und Bewegung. Man könnte argumentieren, dass es unmöglich sei, unsere Zellen damit zu beeinflussen. Die neuere Wissenschaft sagt uns aber, dass unsere Gedanken den Körper, der ja aus Zellen besteht, viel stärker beeinflussen als angenommen. Die Gesundheit unseres Herzens entspricht unserer Gemütslage, unser Wohlgefühl ist Barometer unseres Immunsystems.

Der größte Teil der Zellbeeinflussung geschieht unbewusst, automatisch. Aber wir können uns dazu entschließen, mit Hilfe unserer Wahrnehmung und Vorstellungskraft unsere Zellen bewusst zu lenken, ihnen Informationsimpulse zu liefern, ihren spontanen Eifer von ganzem Herzen zu unterstützen. Es gilt mit unseren Gefühlen bis in die Zellen abzutauchen und mit unserer Substanz, unseren lebendigen Bausteinchen, Kontakt aufzunehmen. Hier liegen die Keime unserer Gesundheit, die als Früchte gesteigertes körperliches und emotionales Wohlbefinden liefern. Beispiele für diesen Zusammenhang: Wir *verlieben* uns und Hormone werden ausgeschüttet, unsere Lebenseinstellung wird völlig umgewandelt. Wir *ärgern* uns und schaden damit auf körperlicher Ebene letztlich unseren Zellen. Wenn wir *müde* sind, geschieht dies auf der Zellebene; wenn wir *Energie* verspüren, sind die Zellen impulsgebend. Sieht die Haut schlaff aus, so können wir die Ursache in den Zellen suchen. In diesem Buch gehen wir also direkt an den Ort des Geschehens.

Dies ist ein praktisches Buch. Es gibt viele ausgezeichnete Bücher über Anatomie und Physiologie der Zelle. Dies ist das erste Buch über die *Imagination* der Zelle. Unser Schwerpunkt liegt bei der direkten Erfahrung, beim praktischen

Üben. Viele der Übungen können in Bewegung, andere im Sitzen, aber auch im Liegen ausgeführt werden.

Wenn Sie Spannung an einer Stelle spüren, die Ihnen nichts zu tun zu haben scheint mit dem Bereich, der im Mittelpunkt der Übung steht, so seien Sie nicht überrascht. Oft spüren wir eine Reaktion dort, wo wir gerade am verspanntesten sind, auch wenn die Übung auf eine andere Stelle abzielt.

Ein Hinweis für die Ausführung von Übungen im Liegen:

Grundsätzlich können Sie dabei mit ausgestreckten oder um 90 Grad angewinkelten Beinen liegen. Die letztere Position nennt sich „Konstruktive Ruhe"; dabei stehen die Füße stabil auf dem Boden und die Beine sind parallel zueinander ausgerichtet. (Vgl. meine Bücher *Locker sein macht stark* oder *Tanz-Imagination*) Vorteile der Konstruktiven Ruhe sind die Entlastung der Lendenwirbelsäule und der erleichterte Rückfluss des Blutes zum Herzen.

Abbildung 1 ***Konstruktive Ruhe***

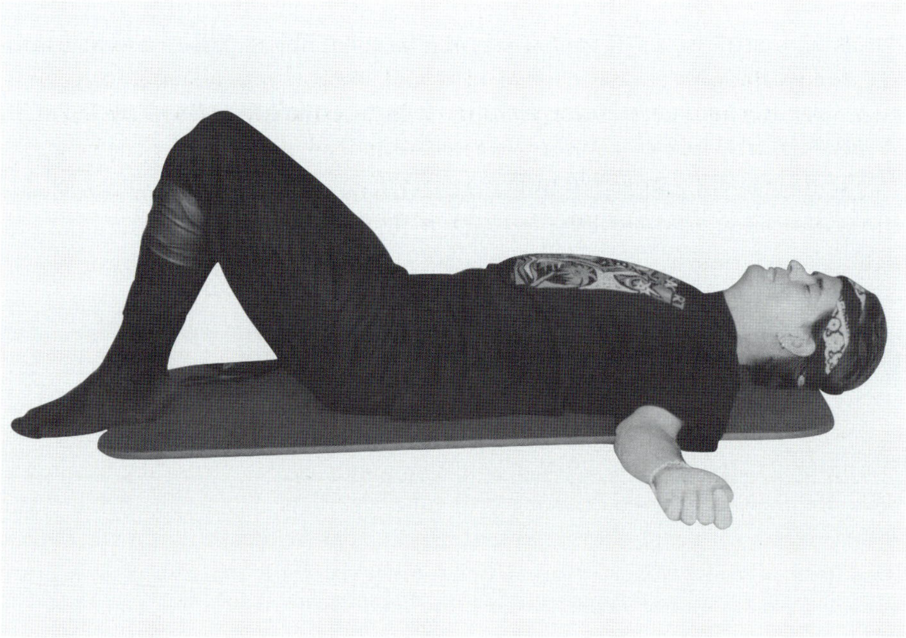

Grundsätzlich können Sie diese Position immer vor *jeder anderen* Übung für eine Weile einnehmen; ob Sie das brauchen und möchten, können Sie jeweils selbst entscheiden.

Zellen wie Sand am Meer

Es gibt viele verschiedene Arten von Zellen im menschlichen Körper, aber alle sind aus einer einzigen befruchteten Eizelle entstanden. Die Zellen, die heute in unserem Körper vorhanden sind, entstanden durch einen komplexen Vorgang der Veränderung – genannt „Differenzierung". Und dieser Prozess setzt sich ständig fort. In jedem Moment werden neue Zellen geboren. Im Knochenmark zum Beispiel entstehen in jeder Sekunde ein bis zwei Millionen neue Zellen: die roten und weißen Blutkörperchen. Diese Zellen werden für den Sauerstofftransport im Blut und für das Immunsystem eingesetzt. Doch bevor wir uns die Zusammensetzung und die Arbeit der Zellen näher anschauen, beginnen wir gleich mit der (phantastischen) Reise ins Innere unseres Körpers, das heißt mit den ersten Vorstellungsübungen!

„Zellmillionär(in)"

Wir stellen uns vor, dass in unserem Knochenmark in jeder Sekunde mehr als eine Million neuer Zellen geboren werden. Wir sagen zu uns selbst: „Eine Million Zellen, jetzt *wieder* eine Million, und *noch* eine Million … – im Sekundentakt. Mein Körper ist unendlich produktiv und kreativ. Jederzeit bin ich vielfacher Zellmillionär. Dieser Gedanke erfasst alle Ebenen meines Lebens: Ich werde in jedem Augenblick reich beschenkt. Ich lebe im Überfluss, ganz automatisch, ohne Anstrengung."

Blätter, Tautropfen und Spiegelungen

Mit Hilfe der Abbildungen 2 bis 5 versuchen wir uns die unendliche Zahl von Zellen in unserem Körper zu vergegenwärtigen:

Abbildung 2 *In mir gibt es so viele Zellen wie Blütenblätter auf einer großen Blumenwiese.*

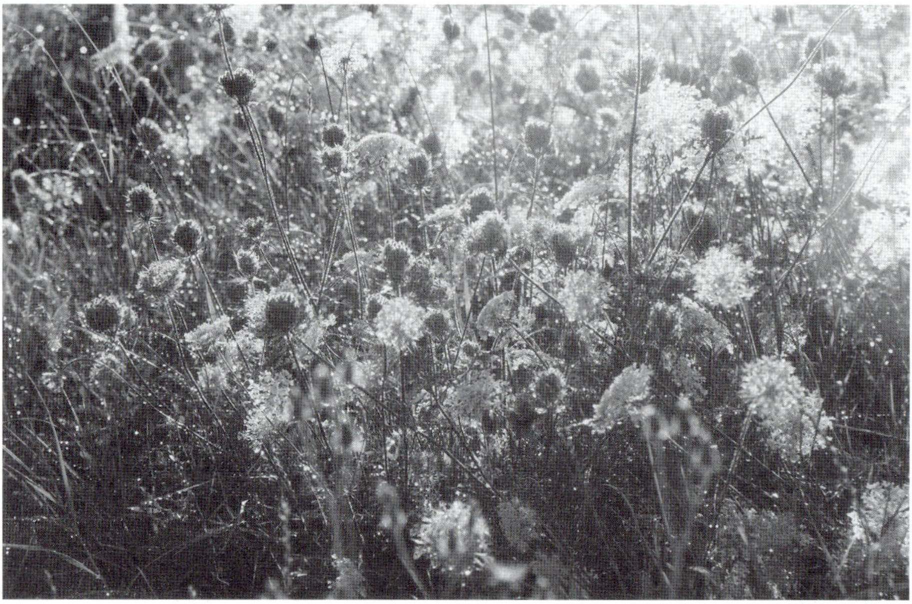

Abbildung 3 *In mir gibt es so viele Zellen wie Tautropfen im Wald.*

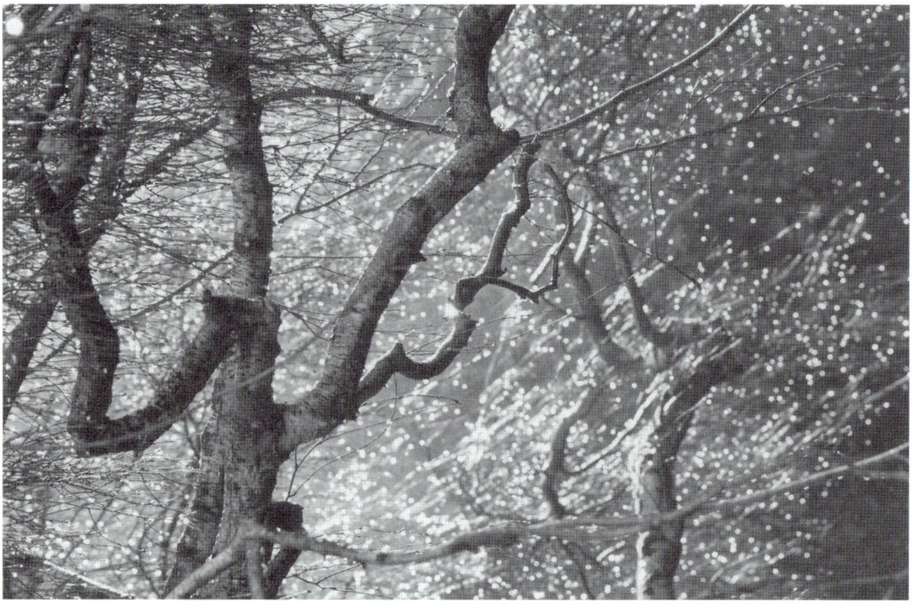

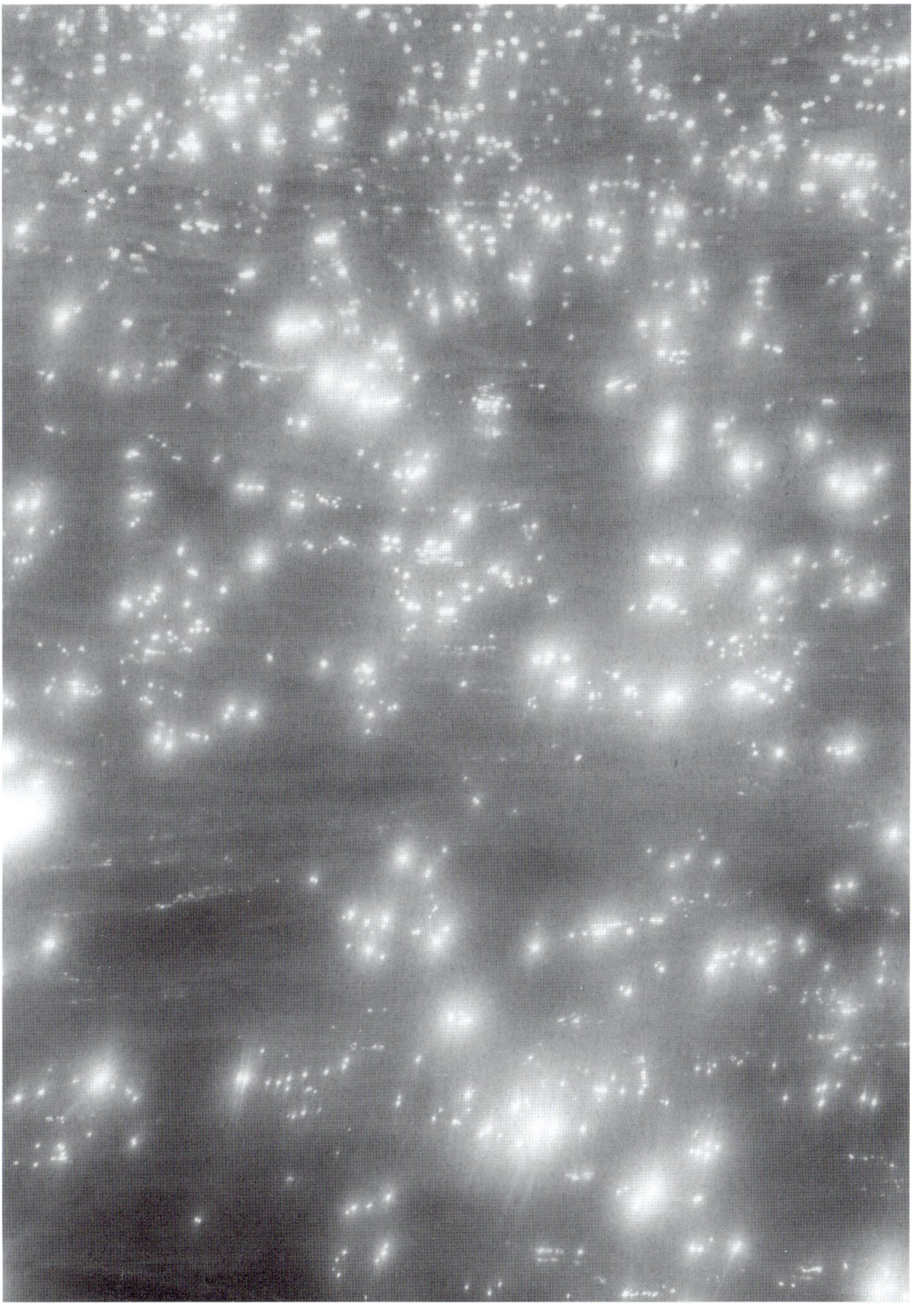

Abbildung 5 *Es gibt so viele Zellen wie Sand am Meer.*

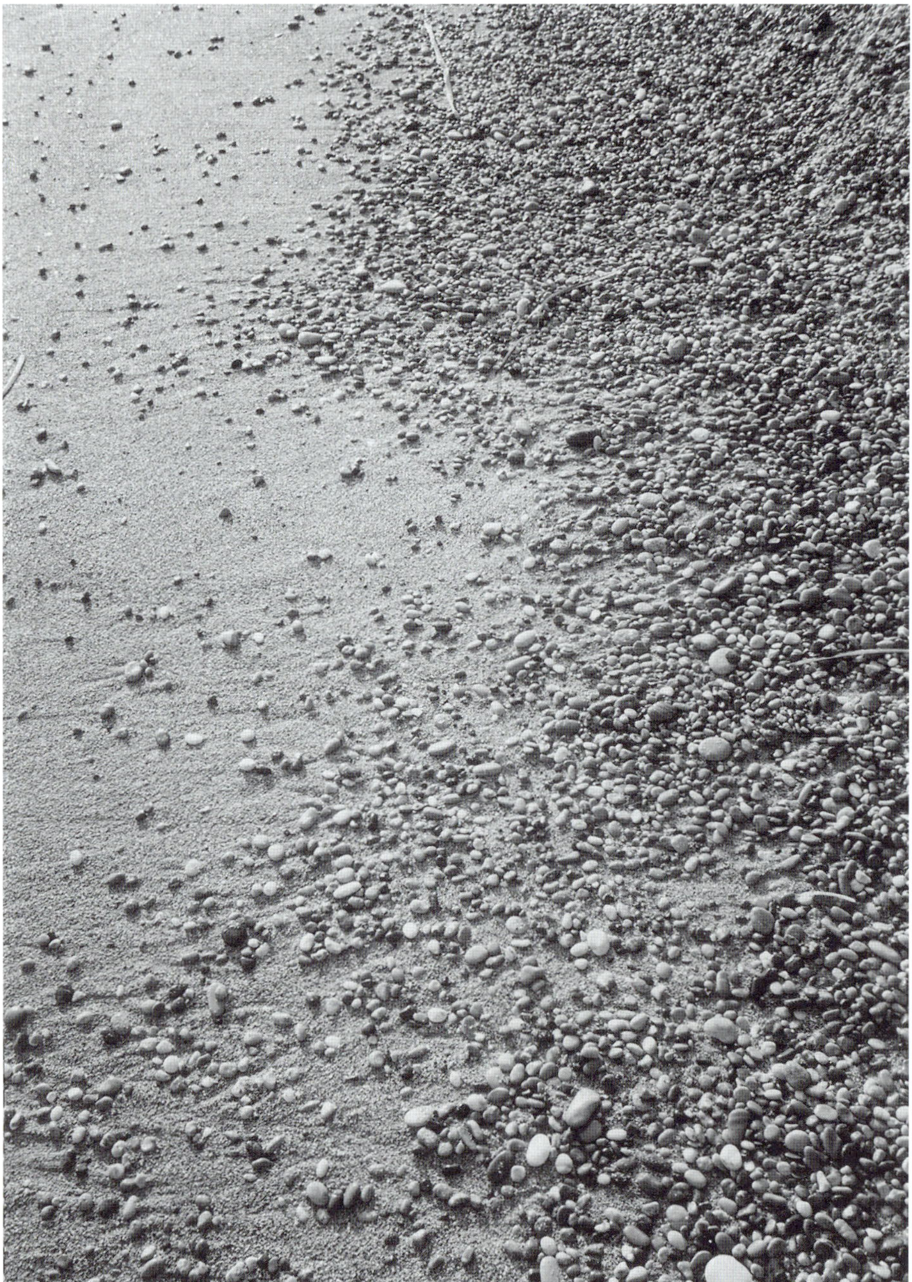

Jedes dieser Bilder betont einen anderen Aspekt der Zellen, sei es deren luftig-leichte Bewegung, sei es deren Farbe und Helligkeit (Lichtreflexionen).

In unseren Zellen zu Hause

Wenn wir aus einer so unübersehbaren Zahl von Zellen bestehen, sollte uns daran liegen, dass wir uns in unseren Zellen heimisch fühlen können. Uns diesen Gedanken näher zu bringen ist Zweck der folgenden Visualisierung.

Die Zelle als Heim

„Ich stelle mir eine meiner Zellen als angenehme Wohnung vor. Ich visualisiere schöne Teppiche am Boden (oder Parkett, je nach Geschmack), elegante Möbel, Gemälde und Fotos an der Wand, vielleicht noch weitere Kunstwerke mit ganz besonderer Ausstrahlung. Ich stelle mir meine *Idealwohnung* vor, genauso wie ich sie mir wünsche, mit vielen schönen Dingen und angenehmer Atmosphäre.

Nun lade ich jemand in diese Wohnung ein. Diese Person sollte mir sehr lieb sein und eine wunderbare Ausstrahlung besitzen. Es kann ein Mensch sein, den ich kenne, oder eine Phantasieperson. Ich spüre, wie die Zelle von der positiven Atmosphäre dieser Person erfüllt wird. Die Person wandelt in der Zelle umher und schenkt der Zelle Wohlgefühl. Alles, was sie in dieser Zelle berührt, beginnt zu leuchten und wird noch strahlender und schöner. Ich spüre, wie all meine Zellen von dieser wunderbaren Atmosphäre bewohnt sind. In den Zellen ist kein Platz für Negatives, sie sind besetzt durch eine verjüngende, wohlwollende Persönlichkeit."

Unendlich viele Schichten

In der Natur gibt es zwei Arten von Zellen: Pflanzenzellen (prokaryontische Zellen) und tierische Zellen (eukaryontische Zellen). Diese unterscheiden sich gar nicht so stark voneinander. Die Zellen sind im Grunde noch gleich aufgebaut wie vor Milliarden von Jahren. Wie die *erste* Zelle, das erste einzellige Lebewesen, entstanden ist, wird von der Wissenschaft heftig debattiert. Wurde sie aus den Schäumen des Meeres als „Ur-Seifenblase" hervorgebracht? Oder gab es eine Spontankreation der Zellen aus dem Urschlamm?

Abbildung 6 *So könnte der Urschlamm und Urschaum ausgesehen haben*

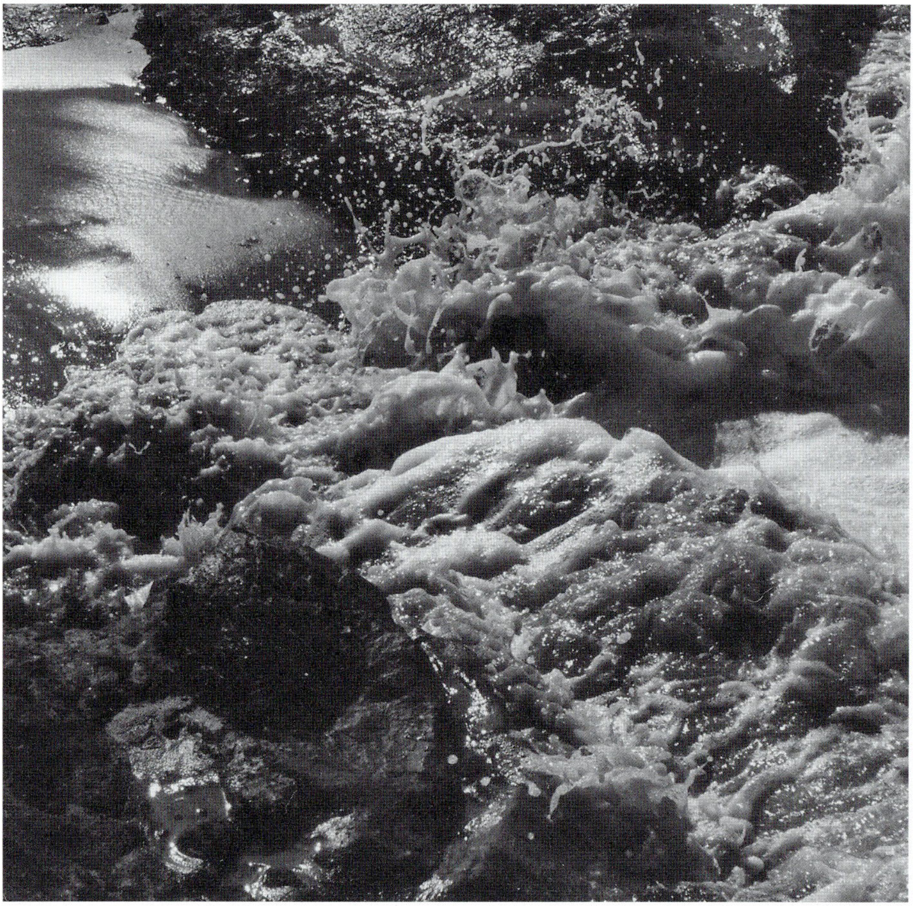

Leider fehlt der Nachweis über die Evolution der Zellen, man kann ihr Entstehen nicht verfolgen wie zum Beispiel die Entwicklung der Säugetiere. Zellen waren auf einmal einfach da. Unsere eigenen Körperzellen sind Nachfahren der ersten Zellen. Zellulär gesehen sind wir unvorstellbar alt. Das Geheimnis der Entstehung der Zellen ruht wohlverschlossen in den Zellen selbst.

Jede Zelle hat eine Haut (die Zellmembran) und einen Inhalt (genannt Zytoplasma). Die Membran der Zelle ist zweischichtig und keineswegs hart. Flüssigkeit, Proteine und Moleküle suchen ihren Weg hindurch. Die Membran ist eine so genannte Doppel-Phospholipid-Schicht, sie ist halbflüssig wie die „fließende" Oberfläche einer Seifenblase.

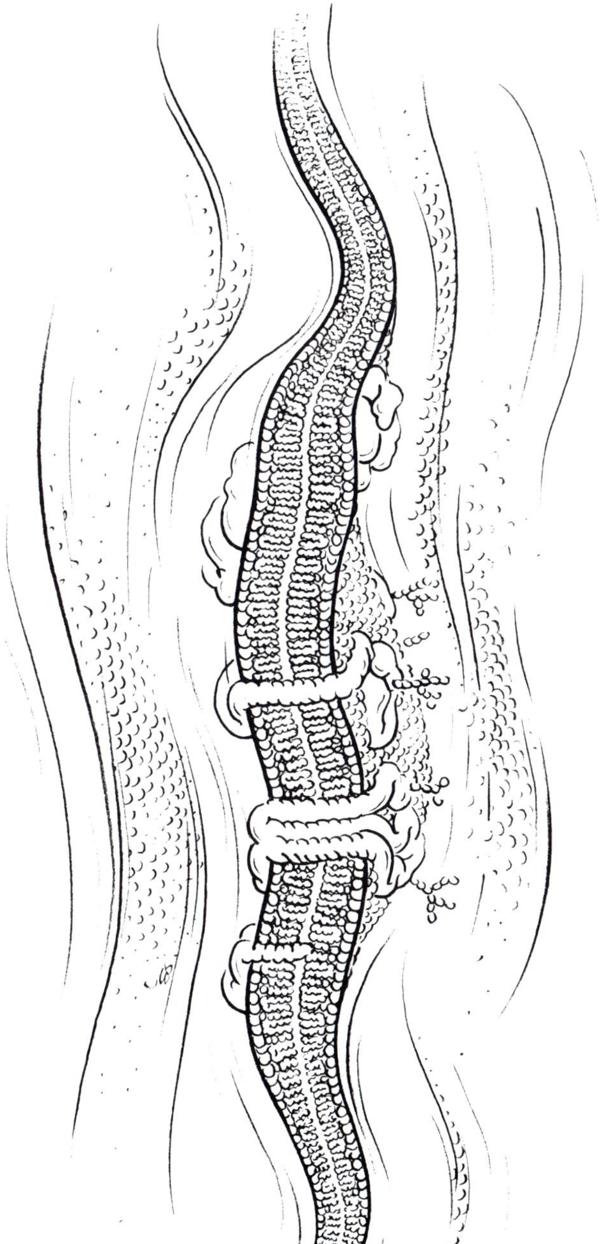

Die Zellmembran ist keine eindeutige Abgrenzung, durch die nur bestimmte Stoffe hindurchdringen können; sie ist eine „intelligente“ Wand. Die Zellmembran ist ein Ort des intensiven Austauschs, pro Sekunde werden von den Zellmembranen Millionen Informationsquäntchen mit der unmittelbaren Umgebung, mit anderen Zellen oder entfernten Körperregionen ausgetauscht. Diese Informationen werden als Botenstoffe an die Zelle herangetragen. Damit die Zelle diese Botschaft verwerten kann, braucht sie einen entsprechenden Rezeptor, eine Andockstelle, die für diese Botschaft geschaffen ist.

Einer der berühmtesten und populärsten Botenstoffe ist das Endorphin, unser inneres Opiat mit der Botschaft des Wohlgefühls. Der Mensch ist sehr erpicht auf das reichliche Andocken dieses Botenstoffs. Beim Orgasmus beispielsweise steigert sich dessen Rate hundertfach. Aber auch ohne Sex lassen sich die Endorphine in Schwung bringen: durch Entspannung und Bewegung. Dank der Endorphine berichten Läufer vom wohligen Flow-Gefühl und Tänzer vom geschmeidigen Bewegungsgenuss.

Die Zellmembran entspannen

Wir visualisieren die Haut, unsere größte Membran, und stellen uns vor, wir seien ein großer, mit Wasser gefüllter Ballon. Der Ballon, unser Körper, beginnt sich mit dieser Vorstellung zu bewegen. Wir fragen uns: Bewegt das Wasser die Haut des Ballons oder bewegt die Haut des Ballons das Wasser? Wir experimentieren mit beiden Gefühlen. Nun stellen wir uns vor, dass in diesem großen Ballon noch kleinere Ballone sind, die Organe und Gewebe. Wir bewegen uns mit dem Gefühl der kleinen Ballone in einem großen Ballon. In den kleinen Ballonen gibt es wiederum Ballone und so fort. Die allerkleinsten Ballone sind die Zellen. Auf dieser Ebenen sind alle Ballone wasserdurchlässig, so dass wir auf dem Wasserweg von einer Zelle zur anderen reisen können.

Wie fühlen sich unsere Schultern an? Spüren wir hier die Flüssigkeit, welche die Zellen *umgibt*? Spüren wir die Flüssigkeit, die *in* den Zellen ist? Spüren wir die Flüssigkeit, welche durch die Membranen dringt? Gibt es Stellen in unserem Körper, wo wir das Gefühl haben, völlig wasserundurchlässig zu sein?

Können wir das Wasser durch die Schultern sickern lassen, wie Regenwasser, das durch die Erde nach unten sinkt?

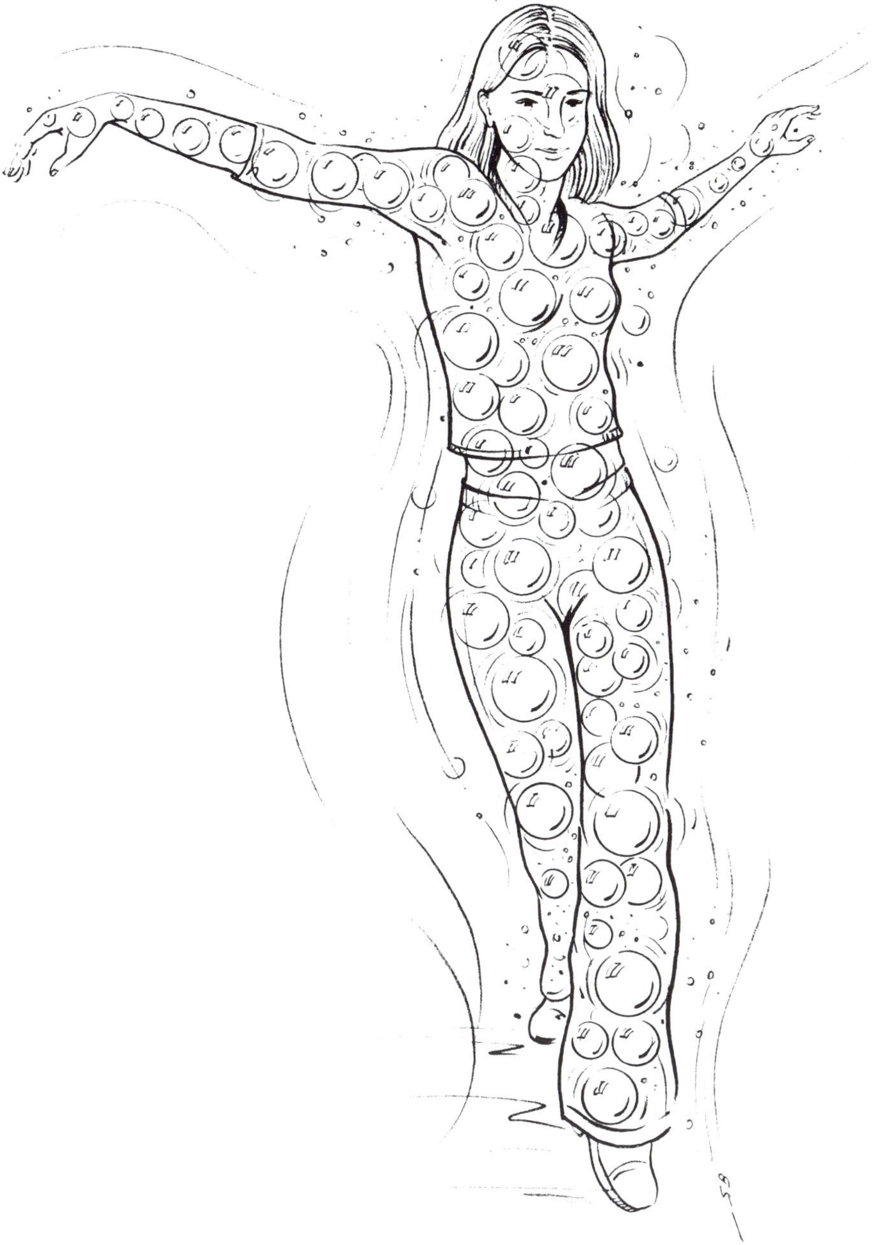

Die Zellmembran als Teil einer Wolke

Wir stellen uns vor, die Zellen seien kleine, weiche Wolken. Wir bewegen den Arm und bringen Millionen kleiner flaumiger Wolken ins Schweben.

Abbildung 9 *Eine Zelle als flaumige Wolke*

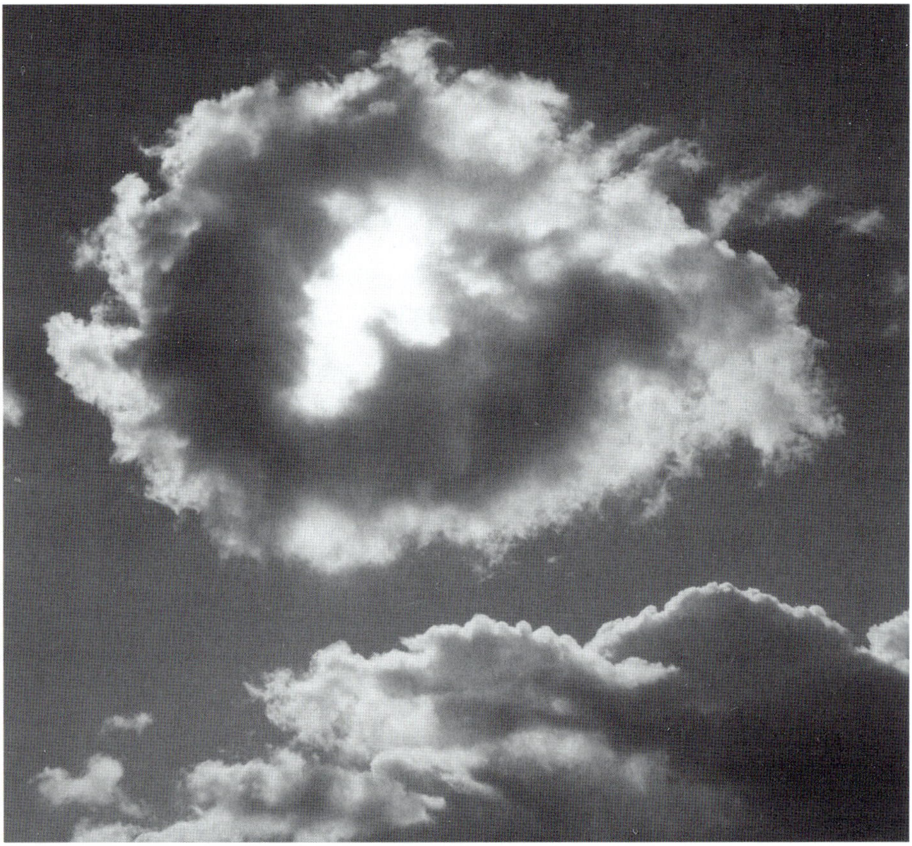

Wir sinken gedanklich durch die Zellmembran und tauchen in die Zelle ein. Die Zelle als Wolke öffnet ihre Pforten und dehnt sich aus, schafft Durchgänge für unsere Gedanken.

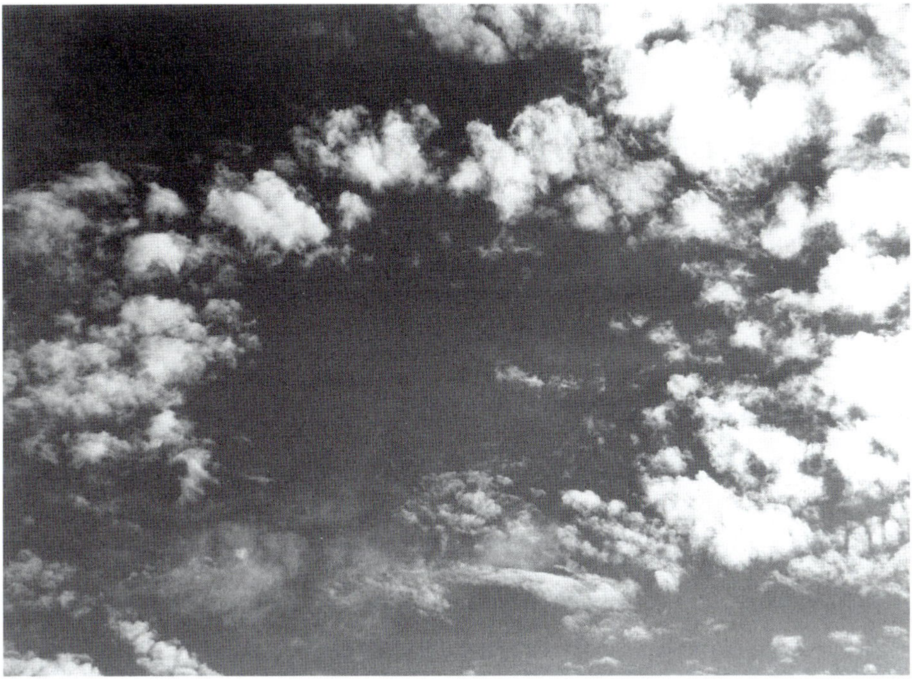

Wie beim Fallschirmspringen sinken wir durch eine Wolke hindurch. Darunter liegt das Zellinnere. Hier sind wir in einer inneren Umgebung, in der das Äußere nicht mehr vordergründig wahrnehmbar ist. Sie ist einen Schritt weiter weg vom Alltag als üblich. Wir haben ein Gefühl von Durchdringen, von Hindurchwandern, als könnten wir durch Wände laufen, weil wir so weich und durchlässig sind. Wenn wir in der Zelle ankommen, ist das ein Gefühl, als seien wir eine Rutschbahn hinuntergeglitten und mit einem Plumps im Sandkasten gelandet. Wir fragen uns: „Wo bin ich jetzt?"

Die Zelle verkörpert Hingabe

Wir beobachten unsere Zellen bei der Arbeit. Jede Zelle ist ein Musterbeispiel für Hingabe an unsere Selbsterhaltung. Diese Einstellung wohnt permanent in den Zellen. Sie fragen sich nicht, ob sie arbeiten sollen oder nicht. Sie arbeiten immer mit Hingabe. Es gibt keinen Feierabend. Hier ist die Arbeit zugleich Hobby. Wir können darauf vertrauen, dass die Zellen alles tun, um uns fit zu halten. Die Bereitschaft der Zellen ihr Letztes zu geben ist grenzenlos und lässt sich nicht in Worte fassen.

In den Zellen ausruhen

Das Zellinnere ist ein Ort, an dem wir gut ausruhen können, an dem wir gerne bleiben. Hier herrscht Meditationsatmosphäre. Wir schauen, ob wir uns mit diesem Gefühl bewegen können. Wenn wir in den Zellen sind, sind wir „im Überall". Es ist nicht mehr eine örtliche Angelegenheit, sondern wir sind überall gleichzeitig im Körper, weil alles aus Zellen besteht. Es ist ein Gefühl, als wäre alles miteinander verbunden. Können wir „im Überall" sein und gleichzeitig uns äußerlich bewegen oder sind das für uns zwei völlig getrennte Welten? Wir riskieren natürlich, etwas vom Überall zu verlieren. Aber wir wissen jetzt ja, wie wir wieder dorthin kommen – mit einem Fallen durch die inneren Wolken.

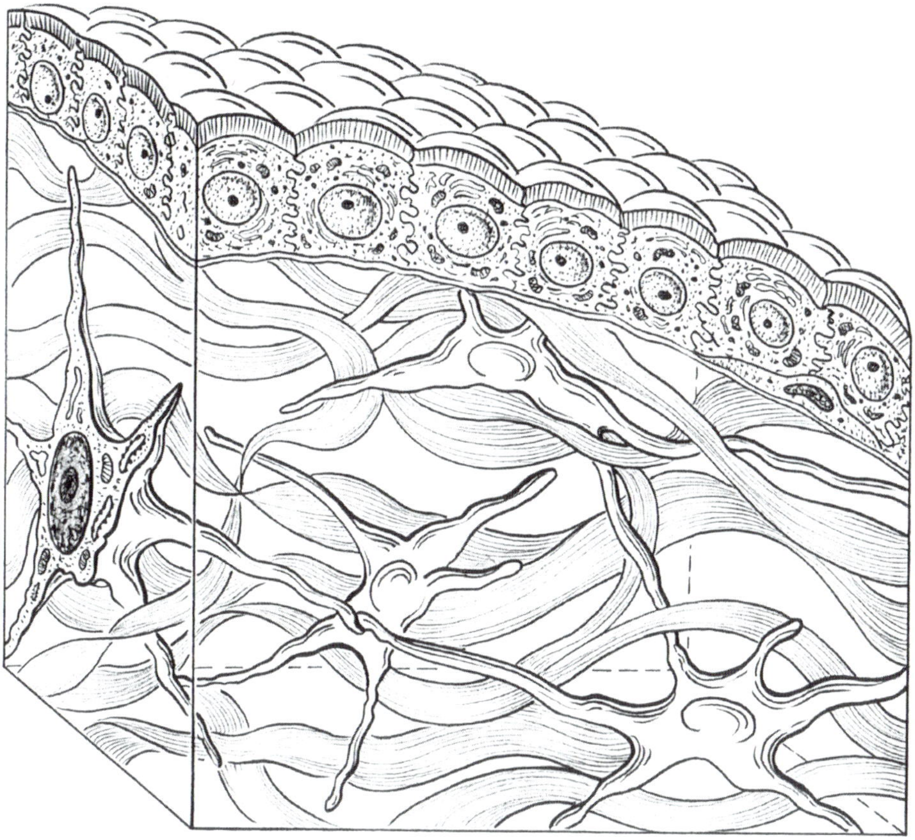

Zellen mit Vorgarten

Im Innern der Zelle finden wir die intrazelluläre Flüssigkeit und verschiedene „Zellorganellen", auf die wir weiter unten zu sprechen kommen. Außerhalb der Zellen finden wir die extrazelluläre Flüssigkeit oder Bindegewebe, je nachdem Blut, vielleicht aber auch andere Zellen. Das ist bei Häuten der Fall, bei den so genannten Endothelien oder Epithelien. Hier liegen die Zellen schön aufgereiht nebeneinander, wie in Abbildung 12a zu sehen ist.

Die Epithelialzellen liegen wie Ziegel aneinander und bilden elastische Schichten wie eine Wand aus Reifen.

Abbildung 12a ***Epithelialzellen als Ziegel***

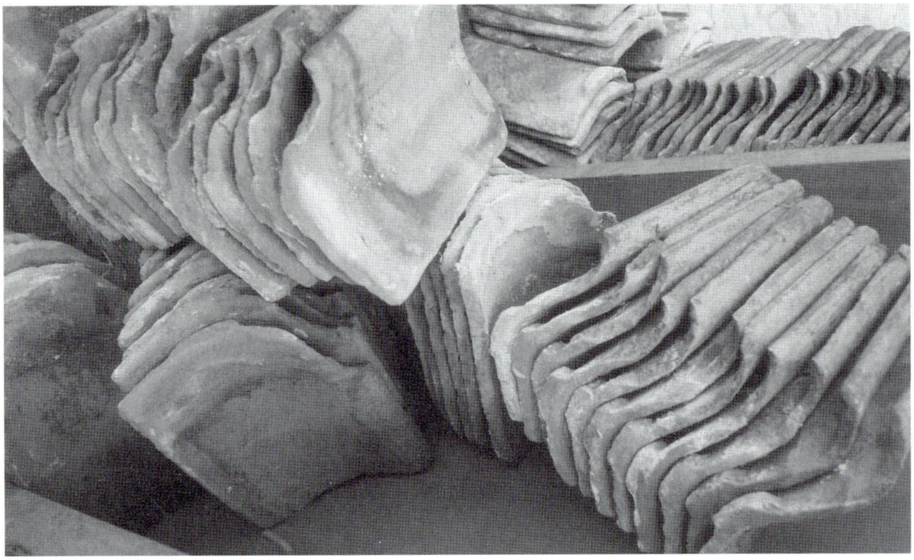

Abbildung 12b ***Zellen als Reifenwand***

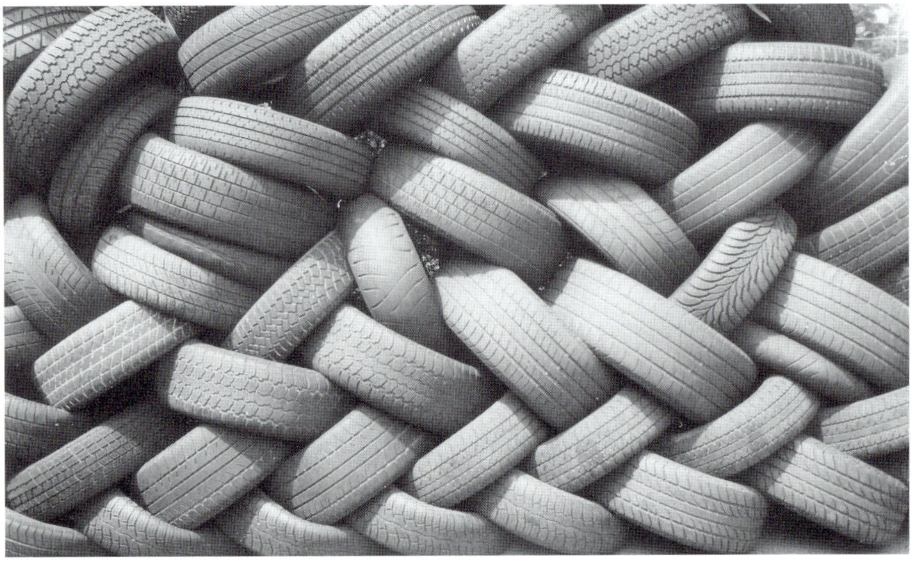

Andere Zellen haben eine Umgebung, einen Vorgarten sozusagen. Hier befinden sich die Produkte der Zelle, verschiedene Proteine und meist stützende Fasern, das so genannte Kollagen. Bänder bestehen aus den Bindegewebszellen in einem Garten von Kollagenfasern, die für starke Zugfestigkeit sorgen. Oft besteht das Bindegewebe vor allem aus der Umgebung mit relativ wenigen Zellen, wie im Gelenksknorpel.

Im Gehirn und im Rückenmark gibt es mehr Umgebungszellen und Hilfszellen als eigentliche Nervenzellen. Sie heißen Gliazellen (vom lateinischen *gliare* = leimen). Es gibt ganz verschiedene Arten von Glia, die uns sehr hilfreich sind, wenn wir sie einmal kennen. Für die Schmerzbekämpfung und bei Rückenproblemen ist das Finden von Glia extrem wertvoll.

Im Inneren der Zelle befinden sich die Zellorganellen, die *Organe* der Zellen. Es gibt so viele Zellorganellen, wie wir Organe haben. Sie haben die vielfältigsten Funktionen und es hilft uns, ihre Arbeit angemessen zu würdigen, wenn wir uns vorzustellen, wie sie ihre Aufgaben mit Eifer und Begeisterung erfüllen. (Siehe unten, Kapitel 2)

Flüssige oder trockene Umgebung?

Wir stellen uns unsere Zellen in ihrer Umgebung vor. Wie empfinden wir diese Umgebung? Ist sie hart wie gemauerte Steine, trocken wie Sand oder flüssig wie die See? Ist die Umgebung je nach Ort im Körper verschieden? Welche Vorstellung liegt uns am nächsten?

Abbildung 13a *Zellen als Steine mit trockener Umgebung*

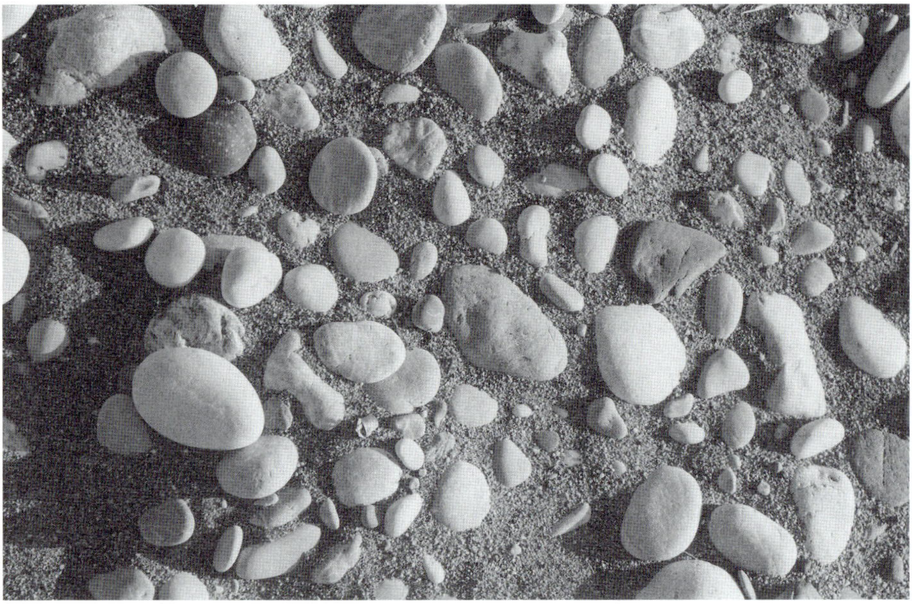

Abbildung 13b *Zellen als Steine mit flüssiger Umgebung*

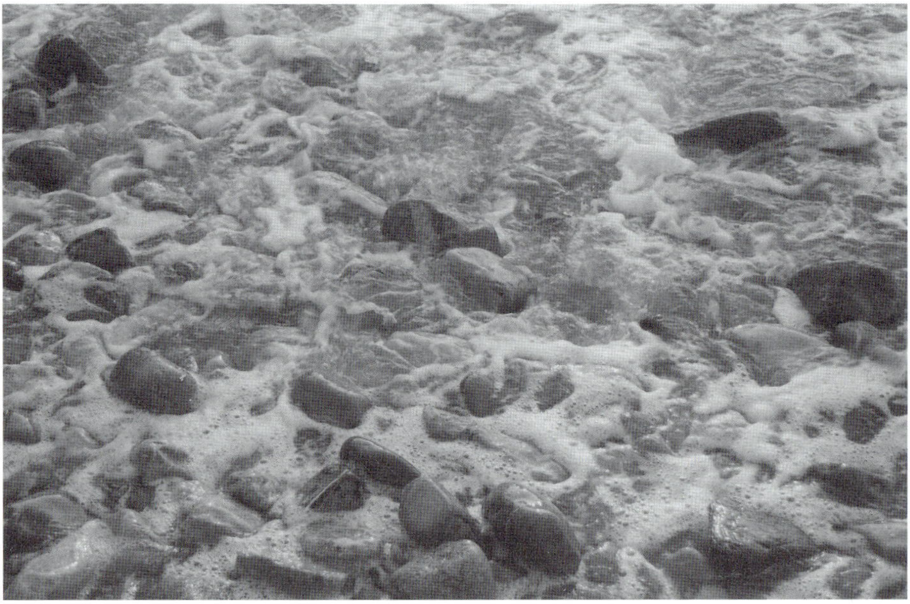

Überleben durch Gemeinschaft

Manchmal helfen Zellen sich gegenseitig, ernähren und schützen einander vor äußeren Einwirkungen. In der Thymusdrüse gibt es Ammenzellen, im Nervengewebe wickeln sich Gliazellen schützend um die Nervenbahnen herum – das ist ähnlich wie bei einer Mutter, die ihr Kind schützend umarmt und es ernährt.

Eine Affenmutter nährt und schützt ihr Baby **Abbildung 14**

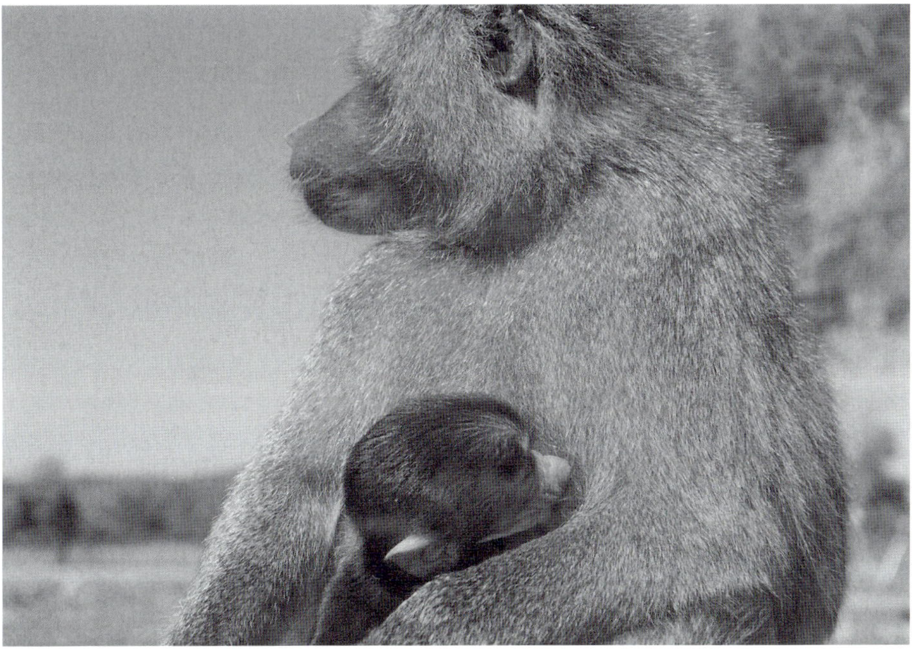

Einzeller waren und sind eine erfolgreiche Art von Lebewesen. In Gewässern wimmelt es nur so von ihnen. Wieso entstand und entsteht dann überhaupt ein Verband von Zellen? Welche Vorteile hat das Zusammenleben? In einer guten Umgebung und wenn genügend Nahrung vorhanden ist, gibt es keinen offensichtlichen Vorteil. Sobald aber die Nahrung knapp wird und die Umgebung zu kalt, zu heiß oder bewegt ist, hat der Verband große Vorteile: Die Zellen können sich gegenseitig Nahrung zuteilen, Speicher können angelegt werden, Zellschichten schützen die wichtigen Funktionen vor äußeren Einwirkungen ... So entstanden immer komplexere Zellgemeinschaften mit immer größerer Überlebensfähigkeit, bis hin zu den Pinguinen, die sogar im arktischen Winter überleben können, wo es nicht einmal die Einzeller aushalten.

Zellen hängen, tragen oder stützen sich gegenseitig

Wenn wir unsere Arme hängen lassen, so spüren wir, wie die Zellen aneinander hängen, herunterhängen, wie ein dichter Wald aus hängenden Perlenketten.

Zellen können ihr Gewicht, mag es noch so klein sein, auf verschiedene Arten aufeinander übertragen. Stützen wir uns mit dem Arm auf einer Tischkante auf, so dienen die Zellen als Miniaturbausteine, die uns Schicht um Schicht tragen.

Wir können die Zellen auch nebeneinander visualisieren, wie sie sich gegenseitig seitlich abstützen. Dies ist zum Beispiel in der Hautoberfläche, aber auch in der Darmwand der Fall.

Abbildung 15 *Zellen des Arms als hängende Perlenketten und als stützende Bausteinchen*

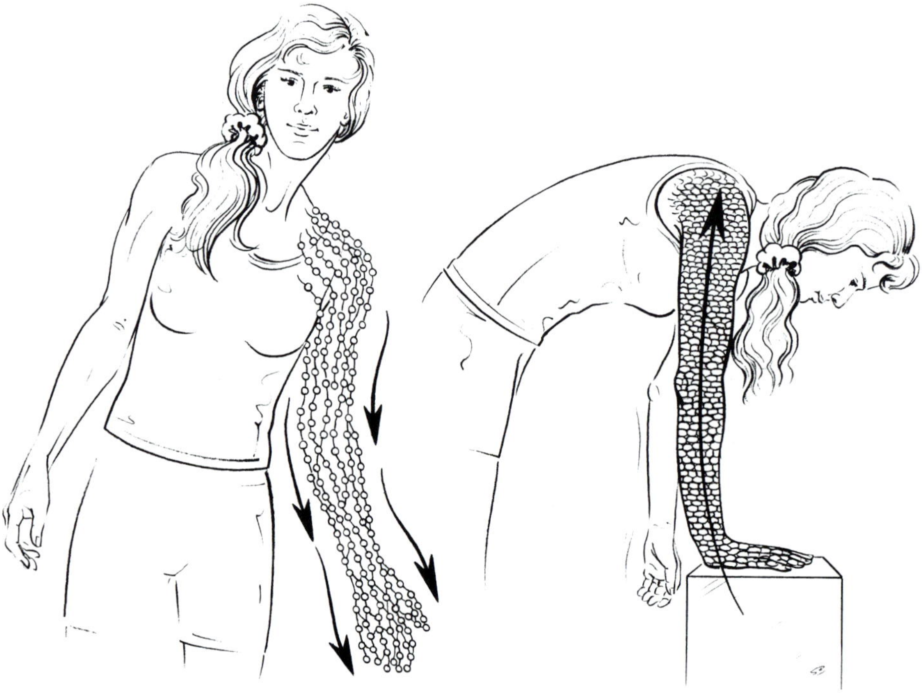

Ein Tauchgang zu den Zellmembranen

In unserer Vorstellung beginnen wir die Reise in der Nähe des Bauchnabels. Wir tauchen durch unsere Haut in unseren Körper ein. Zunächst geht die Reise durch die verschiedenen Schichten der Haut, dann durch Bindegewebe und durch eine dünne Fettschicht. Dann tauchen wir durch die Bauchmuskeln zu einem Organ hinab. Auch hier lassen wir uns durch die Haut des Organs sinken, tief ins Organ hinein, bis wir zu den Zellmembranen kommen. Falls wir das Gefühl für die vielfältigen Häute verlieren, gehen wir zur Außenhaut zurück, denn hier haben wir eine sichtbare und berührbare Begrenzung.

Querschnitt einer Zelle mit vielen Membranen **Abbildung 16**

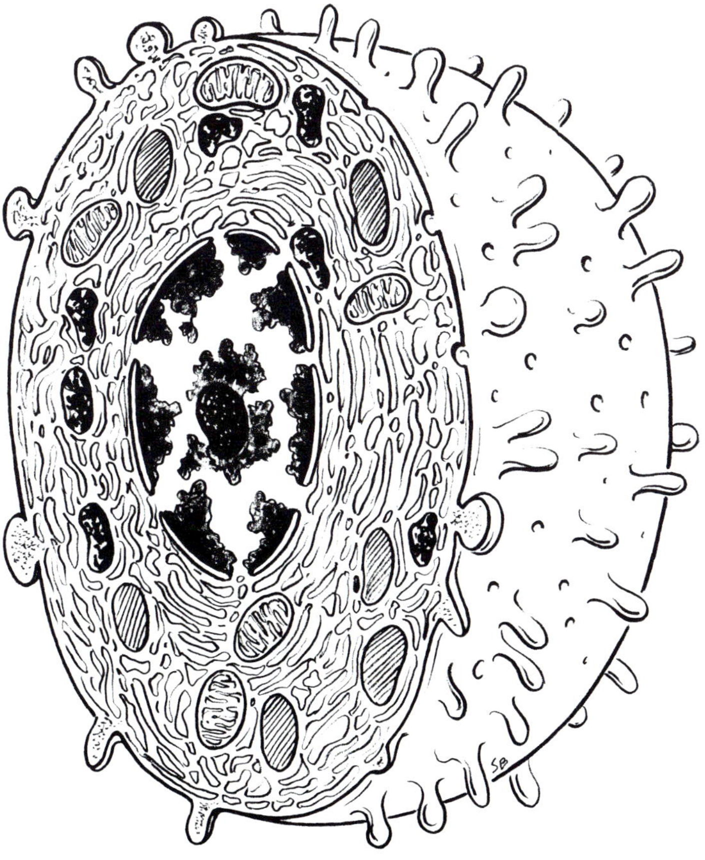

Nun tauchen wir noch weiter ein, in die Innenwelt einer Zelle. Auch hier treffen wir wieder auf Membranen. Diese Membranen umgeben die Zellorganellen.

Die Formen der Membranen sind sehr verschieden. Es gibt lange Membranen, verschlungene Häute, es gibt runde, ovale und unregelmäßige Strukturen mit hellem oder dunklem Inhalt, mit kristallinen Einschlüssen, mit kleinen Bläschen (Vakuolen). Es gibt sogar ein Gerüst, ein Skelett und ein aktives Transportsystem.

Genau in der Mitte treffen wir auf eine weitere Membran: jene, die unseren Zellkern umgibt. Wir tauchen durch sie hindurch und gelangen in den Zellkern. Dies ist unser inneres „Heiligtum", die Bibliothek, welche unsere „Baupläne" aufbewahrt, die über Millionen von Jahren erschaffen wurden.

Langsam tauchen wir durch die verschiedenen Schichten wieder auf. Wir ruhen uns nach der Reise aus und führen uns unsere Vielschichtigkeit noch einmal staunend vor Augen.

Die Zellmembranen pflegen

Wir wandern gedanklich zu den Zellmembranen, indem wir uns stellvertretend für alle anderen *eine* Membran vorstellen. Was hier geschieht, ist die reinste Hingabe an unsere Gesundheit: Ohne dass wir die leiseste Ahnung davon haben, wird dafür gesorgt, dass wir optimal funktionieren. Es ist an der Zeit, dass wir diese Tätigkeit bewusst unterstützen.

Wir umgeben jede Zelle imaginativ mit einem Hauch von weicher, schützender Energie. Wir stellen uns vor, dass die Zellen von unserem Bewusstsein getragen und geschützt werden. Die Zellmembran wird innen und außen von einem schützenden hellen Licht umhüllt. Wir können uns dieses tragende Element als ein helles Gelb, als lichten Dunst, vorstellen.

Wir stellen fest, dass alle Prozesse an der Zellmembran positiver, aufbauender Natur sind. An der Zellmembran ist freudiges Treiben, ein Fest, an dem nur zufriedene Gäste teilnehmen. Endorphine tragen Wohlgefühl als Geschenk an die Membran heran, andere Gäste (Botenstoffe) bringen Kraft, Schönheit und Entspannung.

Alles, was von der Zellmembran wegschwebt, hilft unserem Körper, und alles, was in die Zelle hineinwandert, baut die Zelle auf. Der Austausch an der Zellmembran ist bestimmt von positiven Ereignissen. Diese Aktivitäten breiten Wohlgefühl an der Zellmembran aus.

Zum Abschluss dieser Übung versuchen wir uns zu bewegen (eine Hand oder den Kopf, das genügt zunächst), ohne dieses innere Bewusstsein zu verlieren.

Zellen atmen

Nicht nur die Zelle selbst hat eine Doppelmembran, auch der Zellkern und alle anderen Organellen weisen eine Doppelhaut auf. Damit wir all diese Strukturen im Zellinnern entdecken können, ist es wertvoll, zuerst die Zellatmung zu finden, denn sie ist der Prozess von Austausch an den Zellmembranen. Sauerstoff, der seinen Weg in die Lungen gefunden hat, ist noch nicht an seinem Ziel angelangt, er muss mit Hilfe der roten Blutkörperchen über das Blut zu jeder einzelnen Zelle gelangen. Die Lungenatmung ist die äußere, der Austausch mit der Zelle die innere Atmung.

Ein wichtiges gesundheitliches Ziel ist es, auf möglichst tiefer Ebene und immer vollständiger zu atmen. Die tiefste Atmungsebene findet in den Organellen statt (siehe unten). Viele Gesundheitsstörungen rühren daher, dass wir in an der Zellmembran und in den Organellen nicht vollständig atmen.

Während des Atmens sind gedachte Vorsätze oder Formeln sehr hilfreich (in der Sportpsychologie *self-talk*, im Yoga *Mantras* genannt).

Mit den Membranen atmen

Mit genügend Übung lernen wir die Atmung zu den verschiedenen Membranen zu lenken und dort zu fördern. Wir beginnen damit, die Atmung der *inneren* Membran zu imaginieren. Diese Atmung ist mit einem nach innen gerichteten Gefühl verbunden.

Nun atmen wir im Raum *zwischen* der inneren und der äußeren Membran. Es kann sein, dass sich dieser Raum zusammengeklebt anfühlt oder eng. Wir versuchen den Raum rundherum auszudehnen, so dass die innere und die äußere Membran voneinander getrennt wahrgenommen werden.

Die Wahrnehmung dieses Spaltes zwischen den Membranen erzeugt ein multidimensionales Gefühl. Von hier aus kann es in viele Richtungen gehen, nach innen oder außen oder rundherum.

Das Atmen der *äußeren* Membran ist eindeutig nach außen gerichtet. Hier findet ein reger Informationsaustausch statt. Die Zelle entscheidet, was aufzunehmen oder eben was einzuatmen ist. Wir stellen uns vor, dass die Atmung mit der ganzen äußeren Membran stattfinden kann, es gibt keine Stelle, die blockiert ist. Die Atmung ist rundherum einfach, die Membran ist durchlässig.

Wenn wir irgendwo eine verkrampfte Körperstelle oder einen Schmerz haben, ist das Atmen mit den Membranen sehr wertvoll.

Verhaltensweisen auf der Zellebene ändern

Jeder Mensch hat Verhaltensmuster. Idealerweise dient unser Verhalten dazu, uns ein gesünderes, glücklicheres Leben zu verschaffen. Wie wir wissen, ist dies auf physischer und psychischer Ebene oft nicht der Fall. Angst und Depression wirken auf der Zellebene destruktiv. Was die Wissenschaft vor etlichen Jahren noch belächelte, ist heute erwiesene Realität: Emotionen und Gesundheit sind eng miteinander gekoppelt.

Eines der Ziele der Zellarbeit ist es, in die Tiefe zu gehen und den Unterschied zwischen Muster und Potential auf der Ebene des Gewebes zu entdecken. Danach können wir Muster auflösen und frei werden für das Neue, Gesündere. Denn Bewusstsein sitzt auch in unseren Zellen.

Candace Pert, die Entdeckerin der Endorphinrezeptoren, sagt, dass wir auf der Ebene der Zellmembran „denken" können. Denn je nachdem was die Zelle an Botenstoffen ankoppelt, empfindet die Zelle anders, es gibt andere Reaktionen in der Zelle. Wenn mehr Endorphine (die inneren Opiate, die der Körper selbst herstellt) angekoppelt werden, fühlen wir uns wohler. Wenn wir uns wohler fühlen, denken wir auch im Kopf auf andere Weise.

Einige Studien weisen darauf hin, dass mehr Endorphine im Körper mehr Gesundheit bedeuten. Anders ausgedrückt: Glücklich sein macht gesund. Die Wissenschaft bestätigt Jahrtausende alte Weisheiten.

Wenn Zellen „husten“

Die schlimmsten Gifte für die Zellen sind Angst und Panik sowie negative Gedanken gegenüber sich selbst und anderen. Wenn wir wohlwollend an unsere Zellen denken, mit ihnen atmen, Bewegung spüren und spielerisch mit ihnen umgehen, dann schätzen sie das sehr. Zellen schätzen es, dass wir mit ihnen kommunizieren. Sie sind froh, wenn sie nicht alleine sind, sondern gedankliche Unterstützung erhalten.

Manchmal gibt es Zellen, in denen ein alter Schmerz stecken geblieben ist. Diese Zellen können in defensiver Haltung verkrampft sein. Diese Einstellung ist aber in der Gegenwart nicht mehr von Nutzen, das Problem ist vorbei. Wir sagen unseren Zellen: „Jetzt ist genug, ihr könnt aus dieser Defensive rauskommen. Ihr dürft wieder tief atmen.“ Oft atmen wir nach dieser inneren Aussage sofort tiefer.

Finden wir eine Körperstelle, die nicht atmet, so gehen wir dort hin und fragen diese Zellen, warum sie nicht atmen, was das Problem ist, wie wir helfen können. Vielleicht sehen wir Bilder wie staubige oder hustende Zellen im Gegensatz zu weichen Zellen, die sich bewegen wie Quallen.

Es gibt noch eine zweite Art, die innere Atmung ins Fließen zu bringen. Wir können uns vorstellen, wie Flüssigkeit in die Zelle strömt und die Zelle ausdehnt. Beim Ausatmen fließt Flüssigkeit aus der Zelle und die Zelle zieht sich etwas zusammen. Flüssigkeit löst die Zellatmung aus, eine Flüssigkeit mit Intelligenz.

Wo im Körper können sich die Zellen locker ausdehnen, wo sind sie stecken geblieben? Auf der psychologischen Ebene können wir uns auch vorstellen, dass sich die Zellen aus der Flüssigkeit Intelligenz holen (hormonelle Botschaften). Auch befördern sie wieder hinaus, was sie nicht brauchen.

Schwamm und Qualle

Wir stellen uns vor, wir seien ein Schwamm. Einen einfacheren Körperbauplan gibt es kaum. Der Schwamm ist eine Anhäufung von Zellen, die mit ihrem ganzen Schwammkörper atmet. Er nimmt wie die Zelle Wasser von überall her auf und presst es wieder aus. Einige Atemzüge lang genießen wir dieses Gefühl von Atmung als Schwamm durch alle Poren hindurch.

Nun sind wir eine Qualle, ein Tier, das ebenfalls aus einer Ansammlung relativ gleichartiger Zellen besteht und im Wasser schwebt.

Abbildung 17 *Wir können uns Zellen als Quallen vorstellen*

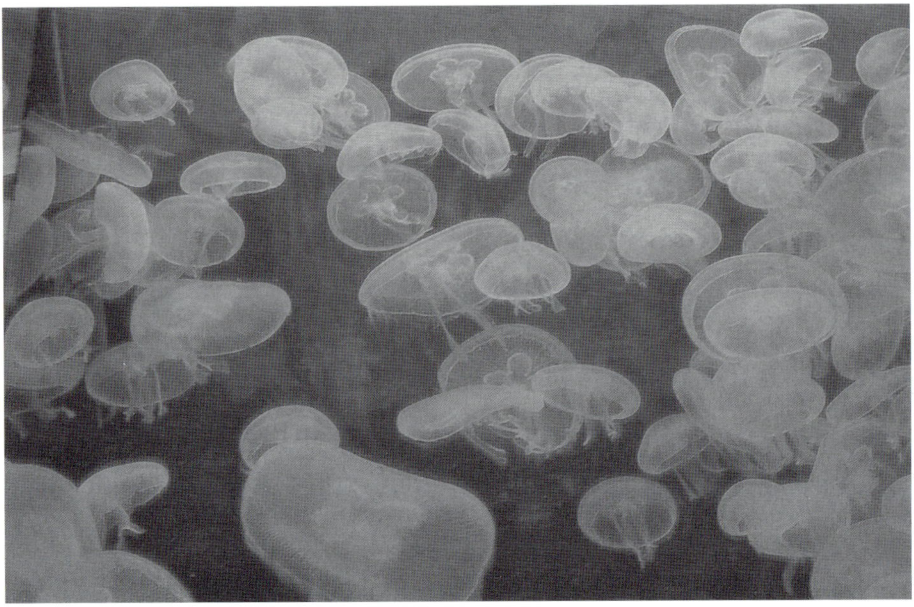

Zwei Körperteile, die bei uns Menschen noch in Flüssigkeit (Liquor) schweben, sind Gehirn und Rückenmark. Unser Gehirn ist natürlich zellulär weiter entwickelt als eine Qualle. Angesichts der ganzen Gedankengänge imaginiert es sich aber gerne als schwebend im Karibischen Meer. Möglicherweise erinnern wir uns an die Zeit, als wir noch klein waren: dass wir mühelos in eine Badewanne hineinpassten (wie eine Zelle in ihre Umgebung). Wir schweben gedanklich in diesem Badewasser und inspirieren den ganzen Körper sich als pulsierende Masse aus Millionen von Zellen wahrzunehmen.

Mit dem ganzen Körper atmen

Wir liegen bequem gebettet auf dem Boden, eventuell mit einem Kissen unter den Knien und weiteren Kissen unter Ellbogen und Knien. Die Temperatur ist angenehm, kein Lärm kann uns stören, das Handy ist ausgeschaltet.

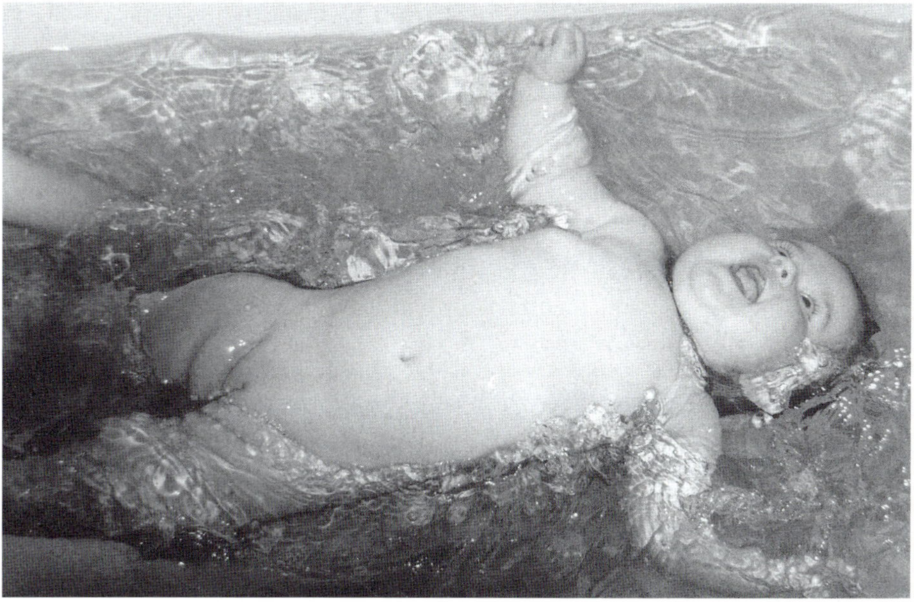

Zunächst beobachten wir unsere Atmung. In Lunge, Brustkorb und Bauch ist dies am einfachsten wahrzunehmen. Wir spüren die Elastizität des Lungengewebes, welches sich elastisch dehnen lässt, und die lockere Bewegung des Brustkorbs.

Bald stellen wir fest, dass sich auch andere Körperstellen – auf die Atmung reagierend – bewegen, so der Rücken und der Bauch, vielleicht sogar die Schultern und der Beckenboden. Wir dehnen das Atmungsgefühl in den ganzen Körper aus, als könnten wir mit dem ganzen Oberkörper und auch mit den Beinen, Armen, Füßen und Händen atmen. Bald erleben wir unsere Atmung im ganzen Körper als ein feines, weiches Ausdehnen und Zusammenziehen.

Unser Zwerchfell ist eine kuppelförmige Matte, die sich beim Einatmen im Rumpf mit einem Schwebegefühl nach unten bewegt und mit sanftem Schub die Organe nach unten begleitet. Der Bauch weitet sich nach vorne aus, um den Organen Platz zu machen. Wir spüren, wie der Beckenboden die Atmungswelle des Bauches aufnimmt und sich auch ausdehnt.

Beim Ausatmen wird die Kuppel des Zwerchfells durch die ausströmende Luft nach oben gesaugt. Wir spüren ein angenehmes Dehngefühl in den Fasern des Zwerchfells, die jetzt verlängert werden, und lassen zu, dass die Zwerchfellkuppel weiter nach oben schwebt. Gleichzeitig sinken die Rippen in Richtung Wirbelsäule um die sich entspannenden Lungen. Die Schultern sinken während des Ausatmens nach unten und die Gesichtsmuskeln werden weich. Die nächste Einatmung folgt als elastische Reaktion auf diese vollständige Ausatmung.

Wir atmen einige Minuten lang und beobachten das Geschehen, ohne aktiv einzugreifen. Von diesem Wahrnehmungszustand ausgehend tauchen wir tief in den Körper ein, in die Mitte der Körperzellen. Wie stellen uns vor, dass die Atmung im Kern der Zelle beginnt und sich von dort durch die Zellflüssigkeit und durch die Zellmembran in den ganzen Körper ausbreitet. Die Atmung ist wie eine angenehme Welle, die den ganzen Körper mit geschmeidigem Wohlgefühl durchströmt. Die Ausatmung ist ein Loslassen der Zellen, ein Entspannen, ein Zusammenziehen ohne Kollaps oder Verlust von Form.

Zellatmung mit rotgoldenem Licht

In der Position der *Konstruktiven Ruhe* (vgl. S. 12) beobachten wir eine Zeit lang unsere Zellatmung. Nun erzeugt die Atmung ein Schmelzgefühl im ganzen Körper, das bei der Schädeldecke beginnt und langsam durch den ganzen Körper sinkt und jedes Gewebe entspannt.

Wir sehen, wie eine rotgoldene Farbe vom Kopf her in den Körper hineinfließt. Diese Farbe füllt jede Zelle im Körper, die Zelle absorbiert diese Farbe, alle Zellbestandteile, Organellen und Membranen werden rotgolden. Ein rotgoldener Schimmer umgibt nun alle Zellen bis hin zu unserer Haut. Wir atmen ein und sehen, wie unsere Atmung diese Färbung fördert. Die Einatmung intensiviert sie. Wir strengen uns nicht an diese Farbe zu sehen, wir lassen sie zu, wir geben ihr Einlass zu unseren Zellen. Wir baden im angenehmen Gefühl der rotgoldenen Farbe. Diese Farbe wirkt wie ein Schutz für die Zellen, sie werden gestärkt wie durch ein Lebenselixier, das ewige Gesundheit verleiht. Nichts kann unseren Zellen schaden, sie sind jetzt gegen alle Störungen immun. Mit dieser Sicherheit im Gewebe atmen wir einige Zeit und beobachten die Farbe in unserem Körper.

Möglicherweise tauchen andere Farben auf, wir verhindern dies nicht, wir werden zum gelassenen Beobachter. Möglicherweise sehen wir unsere Zellmembranen in bunten Farben leuchten. Violette können im Vordergrund auftauchen, aber es gibt auch rosarote und blaue Membranen. Dies gibt den Zellen ein farbenfrohes und beschwingtes Aussehen.

Nach etwa zehn Minuten beginnen wir uns wieder sanft zu bewegen und tauchen aus unserem Atemerlebnis auf.

Partnerübung: Zellatmung in der Bewegung

In dieser Übung arbeiten wir zu zweit. Wir wollen die Zellatmung in der Bewegung spüren. Bevor wir mit dieser Übung beginnen, führen wir eine alltägliche Bewegung aus, um später eine Vergleichsmöglichkeit zu haben. Dann tun wir Folgendes:

„Ich berühre meinen Partner am oberen Rücken und an den Schultern. Ich klopfe oder reibe diesen Körperbereich ab, um die Atmung ins Gewebe zu holen. Danach lege ich die Hände auf die Schultern, während mein Partner von innen her zu diesen Händen hin atmet. Wir verweilen einige Augenblicke bei dieser Handatmung. Danach verändert mein Partner seine Stellung, ich selbst wähle eine andere Körperstelle zur Berührung aus. Der Prozess beginnt von vorne. Bei jeder Berührung ist es hilfreich sich vorzustellen, dass die innere und die äußere Atmung im Gleichtakt sind.

Als Nächstes löst mein Partner eine Bewegung von der Stelle aus, wo wir die Zellatmung wahrnehmen. Besser gesagt: Die Zellatmung löst die Bewegung aus. Anschließend beginnt sich mein Partner kontinuierlich zu bewegen, während ich weiterhin verschiedene Körperteile berühre, von wo aus er die Bewegung via Zellatmung auslöst."

Wieder führen wir unsere Alltagsbewegung aus. Wir merken, dass die Alltagsbewegung neu erlebt wird. Sie wird nicht nur gewohnheitsmäßig gemacht, sie wird zelebriert.

Zellen im Fluss

Es wäre nicht zu gewagt zu behaupten, dass der Mensch aus Flüssigkeit und Membranen besteht. Die Membranen sind die inneren Grenzen des Körpers, die Flüssigkeit ist eines der wichtigsten Transport- und Kommunikationsmittel, die wir haben. Die meisten Membranen sind flüssigkeitsdurchlässig wie die Zellmembran – andere sind dies weniger (etwa die Haut).

Wie wir bereits erfahren haben, hat unser Körperbewusstsein Einfluss auf unser Denkbewusstsein. Steht körperlich das Flüssige im Vordergrund, gibt uns das ein Gefühl der inneren Durchlässigkeit. Stehen die Membranen im Vordergrund, haben wir eher das Gefühl der Abgrenzung. Dies kennzeichnet die Einflussnahme des Körpers auf den Geist, aber das Umgekehrte gilt natürlich auch. Sind unsere Gedanken flexibel und flüssig-elastisch, so steht das Wasser im Vordergrund. Sind unsere Gedanken klar abgegrenzt und getrennt, stehen die Membranen im Vordergrund.

Wenn unsere Gedanken stocken, wenn die Inspiration fehlt, dürften die Membranen verspannt sein. Das Gefühl von flüssig und weich ist in den Hintergrund gedrängt. Bei vielen Menschen äußert sich dies vor allem im Nacken- und Schulterbereich.

Partnerübung: Atmen mit den Händen

Wir stehen unserem Partner gegenüber und beobachten unsere Atmung. Nun berühren wir gegenseitig die Handinnenflächen. Wir stellen uns vor, die Hände seien zwei Zellen, die miteinander in Kontakt stehen. Unsere Haut sei die Zellmembran. Die beiden Zellmembranen kommunizieren miteinander, schicken einander Botschaften. Die Zellen sind mit Flüssigkeit gefüllt, die als Kommunikationshilfe dient. Wir schicken unsere Botschaften von dieser Flüssigkeit ausgehend durch die Membran zur anderen Zelle. Es entsteht eine sanfte Bewegung. Wir reagieren auf die Bewegung und Atmung der Partnerzelle. Wir atmen von unserer Hand in die des Partners hinein. Wir nehmen die Atmung der Nachbarzelle (Hand des Partners) wahr. Es entsteht bewegte Kommunikation. Nach etwa fünf Minuten beenden wir die Berührung, lassen unsere Arme hängen und beobachten, wie sich unsere Atmung verändert hat.

Das Innenleben unserer Körperzellen

Kapitel 2

Alles, was die Zelle und der ganze Körper benötigen, wird in den „Organellen" hergestellt. Die Zellorganellen sind sozusagen die Organe, die Miniaturfabriken der Zelle. Sie sind die Basis aller lebenswichtigen Prozesse. Die innere Atmung, der Stoffwechsel, die Produktion von Proteinen und Enzymen – all dies findet in den Organellen statt. Die größte Organelle ist der Zellkern, daneben gibt es Organellen mit exotischeren Namen: die Mitochondrien, die Lysosomen, Ribosomen, Peroxisomen, der Golgi-Apparat und das endoplasmatische Retikulum. (Vgl. die Abb. auf S. 53) Organellen sind in unserem Körper in riesiger Zahl vorhanden. Mit den in diesem Kapitel beschriebenen Imaginationsübungen werden die Organellen Teil unseres Fitnessbewusstseins. Hier beginnt jede Trainingswirkung.

Organellen bei der Zellreinigung (Querschnitt) **Abbildung 19**

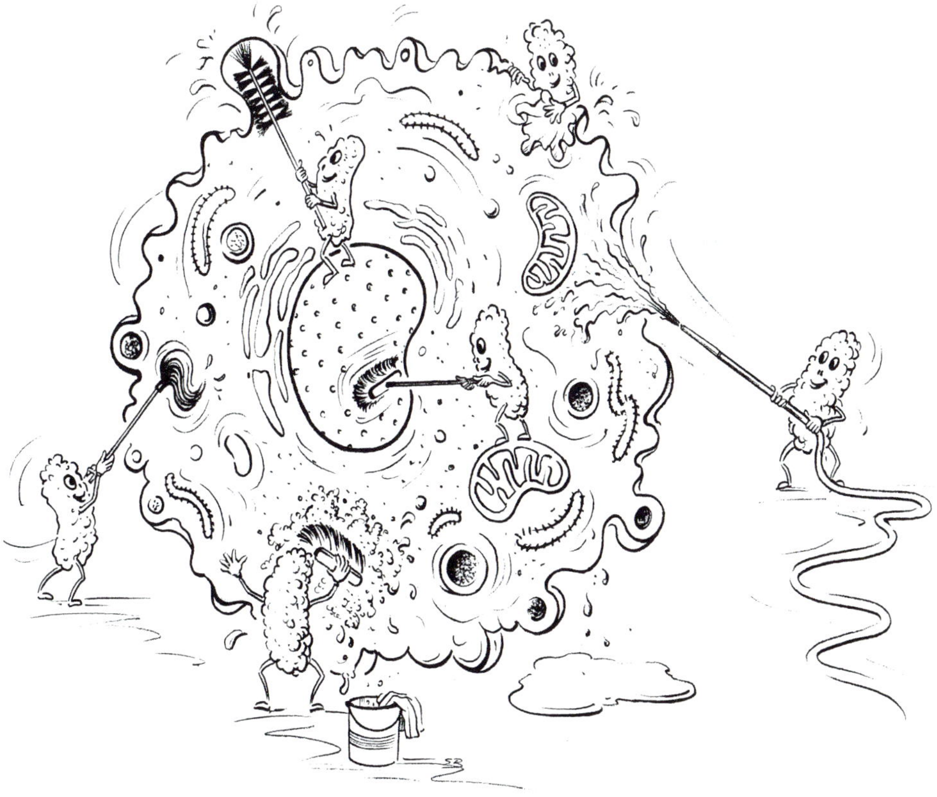

Die Zelle als Sonnensystem

Wir stellen uns die Zelle als kleines Sonnensystem vor, als eigenes System mit einer zentralen Sonne (dem Zellkern) und den ihn umkreisenden Planeten (den Organellen). Wir stellen uns vor, wie die Planeten in harmonischem Zusammenspiel mit der Sonne stehen. Alle Kräfte in diesem System harmonieren.

Die Mitochondrien

Die Mitochondrien sind die Energiefabriken unserer Zellen. Wo viel Energie gebraucht wird, gibt es auch eine größere Anzahl Mitochondrien. Eine Leberzelle besitzt etwa 1000 davon, Eizellen können 20000 davon enthalten. Die Mitochondrien haben eine Doppelmembran. Die innere Membran ist stark aufgefaltet, dadurch wird ihre Oberfläche vergrößert. Mitochondrien sind die Schnittstellen zwischen dem Verdauungs- und dem Atmungsapparat. Sauerstoff und Nährstoffe (Glukose) finden hier zusammen, um Energie zu produzieren. Im Innern der Mitochondrien werden Wasser, Adenosintriphosphat (ATP), freie Radikale und Kohlendioxid erzeugt. ATP ist das wichtigste Energiespeichermedium unseres Körpers. Ohne das ATP wäre keine Muskelbewegung möglich.

Die Mitochondrien sind sehr variabel in ihrer Größe. In den Muskeln sind sie beispielsweise sehr groß und haben eine Doppelmembran. Die äußere dient zum Abschließen, die innere zum Vergrößern der Oberfläche. Wir können uns die Situation vorstellen wie bei einer Reihe von Vorhängen, die in Schichten hintereinander aufgehängt sind. In bestimmten Mitochondrien (Crista-Typ) liegen diese quer zur Längsachse.

Bestimmte Krankheiten sind auf Stoffwechselprobleme in den Mitochondrien zurückzuführen. Es gibt beispielsweise eine Krankheit, die äußerlich wie eine fortschreitende Lähmung aussieht. In den Mitochondrien staut sich dabei zu viel Eisen. Das ist wie eine vollständige Vergiftung der Mitochondrien, die sich so äußert, dass die Muskeln nicht mehr funktionieren.

Das Altern hängt eng mit den Mitochondrien zusammen. Alte Mitochondrien können sozusagen in freien Radikalen „ersticken“. Diese Überhäufung mit freien Radikalen kann zu verschiedenen Krankheiten führen. Die freien Radikale reißen sozusagen Atome aus anderen Geweben heraus. Es ist fast so, als würden Steine aus dem Zellgebäude entfernt, so dass dieses instabil und brüchig wird. Um zu verhindern, dass die freien Radikale überhand nehmen, können wir die Wasserproduktion der Mitochondrien visualisieren.

Mitochondrium, aufgeschnitten **Abbildung 20**

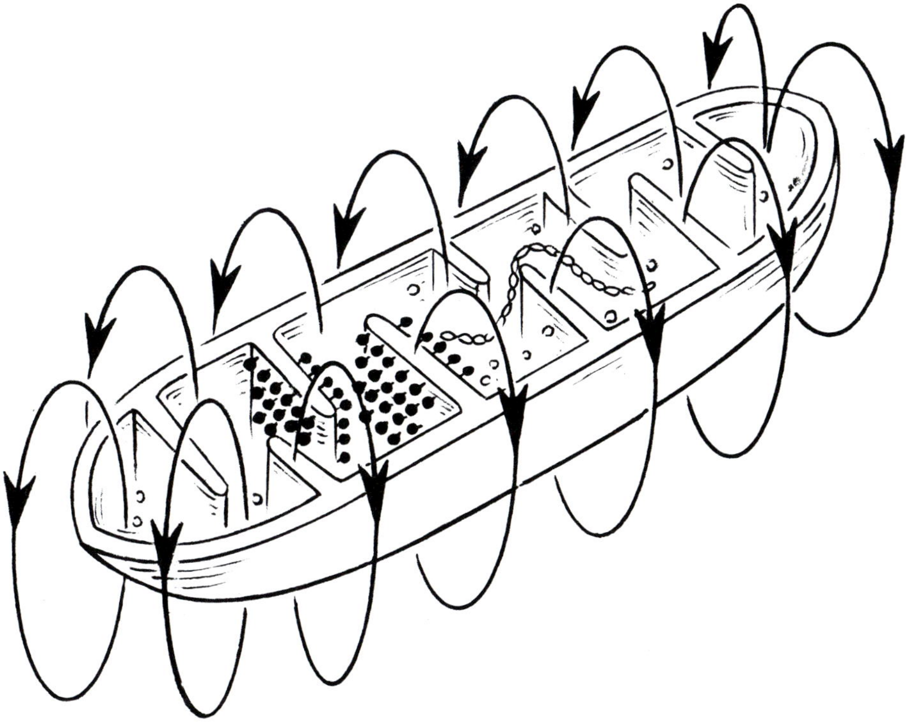

Frischwasserquellen als Entspannungshilfe

Wir können die Schultern entspannen, indem wir spüren, wie mehr Flüssigkeit im Gewebe produziert wird. Wir legen eine Hand auf unseren Schultermuskel, den Trapezius. Wir visualisieren, wie unter unserer Hand Flüssigkeit produziert wird. Wir spüren die Atmung der Zellen als ein ganz sanftes Ausdehnen und Zusammenziehen unter der Hand. Wir imaginieren ein Gleiten zwischen den unendlich vielen Membranen der Zellorganellen. Die Flüssigkeit zwischen ihnen sorgt für Weichheit und Entspannung.

Wie kann sich eine Schulter oder der Nacken verspannen, wenn Millionen Frischwasserquellen für ein ständiges inneres Fließen sorgen? Wir spüren, wie das Wasser von einer Zelle zur nächsten sprudelt – in fröhlicher Frische, wie ein Bergbächlein. An anderen Stellen gibt es kleine blubbernde Teiche und wohltemperierte Wasserbahnen durchziehen die Muskeln und spülen alle Verspannungen weg.

Flüssige Schultermuskeln

Wir lassen die Schultern kreisen, während wir in Gedanken bei der Flüssigkeitsproduktion der Mitochondrien und beim Gleiten der Membranen verweilen. Unsere Atmung ist regelmäßig, ein tiefes Ein- und Ausatmen durch die Nase (wenn möglich).

Wir heben einen Arm in die Höhe, ohne das „flüssige Gefühl" in der Schulter zu verlieren. Wir heben auch die Schulter in die Höhe und lassen sie ganz langsam sinken. Wir spüren die Schwere des Wassers in der Schulter. Wir wiederholen das Heben und Senken weitere drei Mal.

Wir bewegen unsere Handgelenke mit lockeren Winkbewegungen, während wir den Arm langsam nach unten senken. Sind die Arme unten, genießen wir das Gefühl entspannter Schultern und tragen es in unseren Alltag hinein.

Zur Herkunft der Mitochondrien

Ein Mitochondrium ist aufgebaut wie eine Bakterie. Es wird deshalb die Theorie diskutiert, dass vor langer Zeit einmal eine größere Zelle ein Bakterium „gefressen" hat. Dieses blieb in der Zelle und übernahm schließlich die Aufgabe des Energiekraftwerks; es hatte den Vorteil jederzeit alle notwendigen Betriebsmittel zur Verfügung zu haben – keine aufwendige Nahrungsjagd mehr für die Mitochondrien.

Das Mitochondrium hat eine eigene Erbsubstanz, es kann sich selbst teilen und vervielfältigen. Die einzigen anderen Organellen, die ähnlich funktionieren, sind die Peroxisomen. Interessant ist, dass das Mitochondrium matrilinear ist:

Die Erbschaft im Mitochondrium hat also nichts mit dem Vater zu tun, sondern nur mit der Mutter. Die Erbschaft des Vaters ist in den Peroxisomen vertreten. Die Wissenschaft sagt uns, dass wir unsere Mitochondrien bis zur „Ur-Mutter" in Afrika zurückverfolgen können. Das Spermium hat zwar Mitochondrien, sonst könnte es sich nicht fortbewegen, aber es bringt keine Mitochondrien-Information in die Verbindung mit der mütterlichen Eizelle ein.

Mitochondrien sind trainierbar. Bei fortlaufender Alterung reduziert sich die Fähigkeit der Mitochondrien Sauerstoff und Nahrung zu verarbeiten und Energie zu produzieren. Durch Training, das den Kreislauf und die Muskulatur beansprucht, kann diese Situation verbessert werden. Aktive Menschen haben fittere Mitochondrien.

Das Erleben der Bewegung der Mitochondrien kann sehr unterschiedlich sein. Manchmal hat man das Gefühl von energiegeladenen, hüpfenden Ping-Pong-Bällen oder Popkorn, dann wieder das Gefühl einer tiefen Energie, einer tiefen Bass-Stimme, die im Innern der Zelle brummt.

Die Atmung der Mitochondrien

Die tiefste Atmung unseres Körpers findet in den Mitochondrien statt. Das Imaginieren der Mitochondrienatmung erzeugt ein Gefühl der globalen Energie, Elastizität und Entspannung.

In einer locker stehenden Position strecken wir unsere Arme in die Höhe und senken sie langsam wieder nach unten. Wir atmen dabei ein. Beim nächsten Heben und Senken der Arme atmen wir aus. Wir finden ein Tempo, das für uns angenehm ist, können aber während der Übung die Atmungs- und Bewegungsgeschwindigkeit verändern, so dass wir uns immer wohl fühlen. Während der Bewegung konzentrieren wir uns auf die Millionen kleinster Atemzentren in unseren Zellen. Wir stellen uns vor, wie die Atmung die Mitochondrien erreicht. In einem immer währenden Zyklus saugen die Mitochondrien Sauerstoff ein und geben Energie ab. Wir spüren, wie diese Energie das Gewebe durchströmt und nährt.

Nach einigen Minuten lassen wir unsere Arme ruhen und genießen eine entspannte Energie, die durch den Körper strömt. Wir versuchen dieses Gefühl in den Alltag zu tragen. Mit der Zeit wird unser Körpergefühl so ausgeprägt, dass wir spüren können, ob unsere Aktivitäten dem Energiehaushalt unserer Mitochondrien entsprechen oder diese unter- oder überfordern.

Das rechte Maß an freien Radikalen

(Freie Radikale sind Stoffwechselprodukte des Mitochondriums. Das Mitochondrium ist verantwortlich für die Energiebereitstellung in unserem Körper, dabei produziert es auch Wasser, Kohlendioxid und eben freie Radikale. Ein Überschuss an freien Radikalen kann zu beschleunigtem Gewebsabbau führen.)

Wir legen uns auf eine bequeme Matte oder einen warmen Teppich und nehmen uns Zeit, um mit unserem inneren Bewusstsein im Körper umherzuschweifen. Wir fragen uns:

„Gibt es Stellen, die sich besonders wohlig anfühlen? Gibt es Stellen, die verkrampft sind? Wo atme ich tief, wo nehme ich meine Atmung deutlich wahr, wo nicht?

Nun lasse ich meinen Kopf leer werden. Falls Gedanken in meinem Kopf herumschwirren, lasse ich sie einfach aus meinem Kopf herausrieseln. Die Gedanken zerfallen zu Staub und werden von einem angenehmen Wind fortgetragen. Ich habe das Gefühl, dass der Raum in meinem Kopf dadurch größer wird. Ich stelle mir vor, dass hier nur für aufbauende, nährende Gedanken Platz ist.

Ich nehme nun den Rest des Körpers wahr – mit seinen Trillionen von Zellen. Ich visualisiere die Zellmembran und stelle mir vor, dass sie beginnt hell zu werden und zu leuchten – ähnlich dem Hellerwerden des Lampenschirms, wenn man Licht anzündet. Die Membran fühlt sich weich und elastisch an.

Ich schwebe weiter durch die Zelle und erreiche die Energieproduktionsstätte, das „Kraftwerk“: das Mitochondrium. Eine angenehme Wärme strahlt aus diesem Organell heraus, wie wenn man an einem kalten Wintertag mit der entsprechenden Vorfreude an einen Ofen herantritt. Es leuchtet golden aus dem Mitochondrium heraus, in seinem Inneren werden Sauerstoff und Nahrung in Energie, Wasser, Kohlendioxid und freie Radikale umgewandelt. Ich spüre, wie für all meine Mitochondrien immer genug Sauerstoff vorhanden ist und meine Nahrung vollständig umgewandelt wird. Ich fühle, wie meinen Muskeln und allen Strukturen meines Körpers genug Energie zur Verfügung steht. Die freien Radikale werden nur in dem Maße produziert, das nötig ist, um das Recycling im Körper zu fördern, nicht aber den Gewebsabbau. Die ideale Balance der vier Mitochondrienprodukte stellt sich ein.“

Wir verweilen noch einige Augenblicke in diesem wohligen Gefühl, dann tauchen wir aus der Zelle auf. Wir beobachten unsere Atmung und stellen fest, was sich daran geändert hat.

Wir nehmen uns genug Zeit zum langsamen Aufstehen, indem wir über die Seite rolle und uns einen Augenblick „auf alle Viere“ stellen.

Mehr Ausdauer dank der Mitochondrien

Wo viel Energie erzeugt werden muss, wie beispielsweise im Herz, haben wir mehr Mitochondrien, vor allem jene des Crista-Typs. Wenn jemand Sport treibt, werden die inneren Membranen länger und größer und der Raum zwischen der äußeren und inneren Membran wird breiter. Dies ermöglicht einen intensiveren Stoffwechsel.

Wer joggt, schwimmt oder eine andere Tätigkeit ausübt, die das Herz-Kreislauf-System längere Zeit in Schwung bringt, kann sich Folgendes vorstellen:

Der Raum zwischen der äußeren und der inneren Membran der Mitochondrien wird zusehends größer. Das Gefühl dabei können wir mit dem Aufschütteln eines Kissens vergleichen: War es vorher platt und flach, so wird es nun geräumig und ausgedehnt. Die Mitochondrien steigern ihre Kapazität. Wir haben plötzlich das Gefühl viel ausdauernder zu sein.

Dazu möchte ich eine persönliche Erfahrung anfügen: Beim Baden visualisierte ich die Mitochondrien, meine Konzentration war auf diese Organellen fixiert. Beim Tauchen stellte ich nun fest, dass ich viel mehr Ausdauer hatte, solange ich diesen Fokus aufrechterhielt. Wale und Delphine, die lange unter Wasser bleiben, sind möglicherweise Meister dieser Kunst. Sie können ihre Mitochondrien kontrollieren und dadurch weniger CO_2 zu erzeugen oder sie besitzen gar Riesenmitochondrien.

Das endoplasmatische Retikulum

Das endoplasmatische Retikulum besteht aus einer unübersehbaren Zahl labyrinthartiger Gänge und Kanäle. Wenn wir das Zellbild einer hormonbildenden Zelle betrachten, sehen wir, dass es zum Bersten voll ist von endoplasmatischen Retikula (siehe Abbildung 16, Seite 31). Identifizieren wir uns mit unserem endoplasmatischen Retikulum, so sind wir Membranen in Membranen gepackt, die wiederum in Membranen gepackt sind, und dazwischen ist Flüssigkeit.

Es gibt zwei Arten endoplasmatischer Retikula: das raue (RER) und das glatte (ER). Beide Arten bestehen aus Zellmembranen und einem Raum dazwischen. Manchmal ist dieser enger, manchmal weiter – wie die Kanäle in Venedig. Diese Kanäle sind aber nicht fix, sondern können ihre Form wandeln: Platten, Röhren, Kanäle, Wülste. Auf der Zellebene ist der Mensch noch sehr, sehr flexibel. Das endoplasmatische Retikulum geht fließend in die Membran des Zellkerns über.

Abbildung 21 ***Einige endoplasmatische Retikula, ausgehend von der Kernmembran***

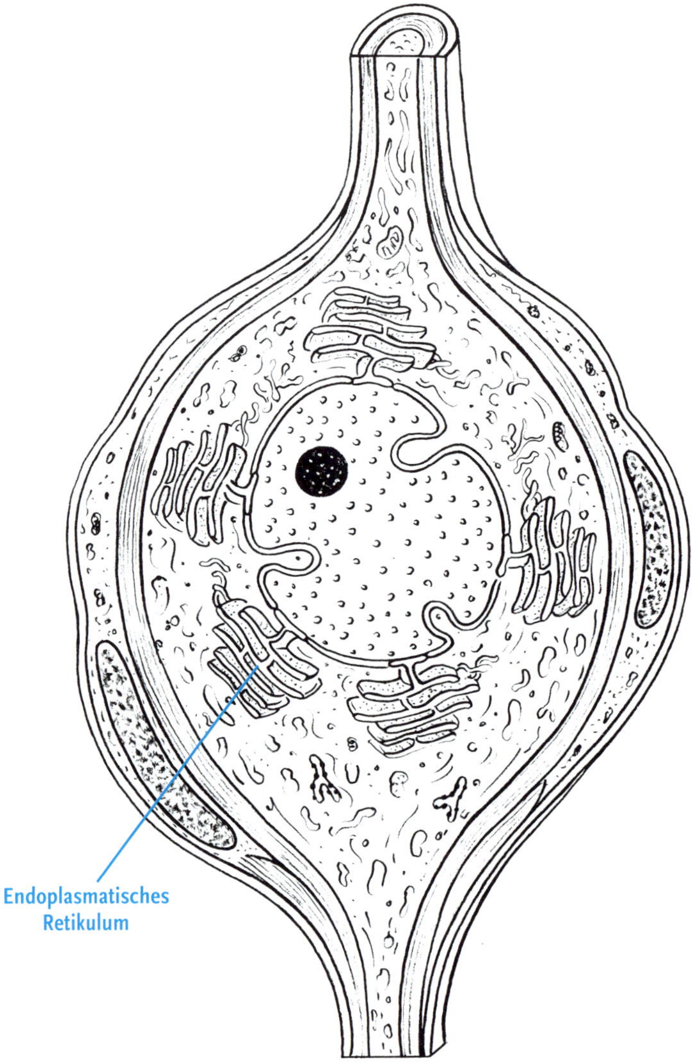

Auf der Oberfläche des RER sitzen kleine, schwarze Punktgebilde, die Ribosomen. Die Produkte der Ribosomen werden in den Spaltraum des RER abgegeben. Hier warten sie auf Weitertransport. Diese Abgeschiedenheit ist wichtig. Handelt es sich um ein Enzym, könnte es im freien Zellplasma Schaden anrichten. Einige der Produkte sind für die eigenen Organellen, die Lysosomen und Peroxisomen, andere sind für den „Export“ bestimmt. Das RER dient den Proteinen auch als elastisch formbares Fließband.

Plasmazellen sind Mitglieder unseres Immunsystems und besitzen viel RER. Sie sind bedeutende Produzenten von Eiweißen (Proteinen). Unsere Zellen sind fähig etwa eine halbe Million verschiedener Eiweiße zu produzieren. Auf der Zellebene ist der Mensch eine Proteinfabrik, die mit großer Geschwindigkeit und Effizienz arbeitet. In den Plasmazellen sehen wir viel glattes endoplasmatisches Retikulum, ein Röhrengebilde ohne Ribosomen auf der Oberfläche. Hier werden vor allem Hormone produziert.

Schwebende Tücher

Als Kind habe ich ab und zu das Badetuch nicht zum Abtrocknen verwendet, sondern zum Baden. Ich hatte erlebt, dass ein Badetuch im Wasser sehr weich ist und herumschwebt. Dies ist das Gefühl, das wir für unser endoplasmatisches Retikulum entwickeln können: Schwebende Schichten, eine komplexe, aus gefalteten Membranen bestehende Landschaft im Wasser. Wir stellen uns diese Membranen vor wie mehrere Tücher, die im Wasser schweben. Bewegt sich das Wasser, so werden auch diese Tücher bewegt. Bewegt sich das Tuch, so wird das Wasser angetrieben.

Verbundenheit der Membranen

Wir stellen uns vor, alle Membranen des Körpers seien miteinander verbunden, von der innersten Membran des endoplasmatischen Retikulums und des Zellkerns bis hin zur Haut. Die Verbundenheit der Membranen ermöglicht, dass jede Außenhaut zur Innenhaut führt und jede Innenhaut auch zur Außenhaut hinleitet. In diesem Sinne hängen alle Membranen am Zellkern. Wir genießen das ganzheitliche Gefühl, dass alle Bereiche des Körpers über Membranen miteinander in Verbindung stehen.

Die Ribosomen

Die Ribosomen sind wohl die kleinsten Fabriken, die es gibt. Sie produzieren viele lebenswichtige Proteine. Man könnte sagen, dass in den Ribosomen die Schnittstelle, das Zusammentreffen unseres „Bauplans“ mit unserer Körperlichkeit zu finden ist. Die Ribosomen erhalten vom Zellkern den Bauplan in der Form von M-RNS (Messenger-Ribonukleinsäure). Dieser Plan wird aus dem Zellkern zum RER (siehe oben) transportiert.

Nicht alle Ribosomen sitzen auf dem RER. So genannte freie Ribosomen oder Polyribosomen liegen im Zellplasma. Manchmal sind sie auch durch M-RNS-Stränge miteinander verbunden und schweben wie Girlanden in der Zelle umher. Freie Ribosomen sind unter anderem verantwortlich für die Produktion von Hämoglobin, das den roten Blutkörperchen ermöglicht Sauerstoff aufzunehmen.

Die M-RNS enthält alle Informationen, die die Ribosomen brauchen, um die Proteine zu produzieren. Die M-RNS ist das Konzept, aus dem wir entstehen. Die Ribosomen und das ER sind die Werkbank, die dieses Konzept umsetzen. Ribosomen sind somit die Schlüsselstelle zwischen Plan und materieller Existenz. Vor der RER-Aktivität sind unsere Körperstrukturen nur als Bauplan vorhanden. In einer Leberzelle, die sehr stoffwechselaktiv ist, finden wir Millionen und Abermillionen von Ribosomen.

Ohne Ribosomen wären wir keine körperhaften Wesen. Die Ribosomen sind der Ort, an dem wir in die Materie hineingelangen. Wenn wir mit den Ribosomen in Kontakt treten können, so sind wir an der Schnittstelle zur Gestaltung unseres Körpers. Wenn wir diese Gestaltungsstelle imaginieren, fördert dies unsere zelluläre Fitness.

Chi für die Ribosomen

Wir beruhigen unseren Atem und unseren Geist, so dass wir mit den Zellen in Kontakt treten können. Dazu lassen wir unsere Schultern vorne nach oben und hinten nach unten kreisen. Wir atmen beim Heben der Schultern ein, beim Senken der Schultern aus. Nach einer Minute kehren wir die Richtung des Kreisens um. Wir atmen beim Heben der Schultern ein, beim Senken aus. Wir beobachten, wie unsere Atmung ruhig und fließend wird.

Nun tauchen wir imaginativ durch die verschiedenen Schichten des Körpers bis zur Zellmembran hinunter. Wir sinken tiefer in das Innere der

Zellen und erkennen viele Punkte, die etwas dunkler sind, etwas mehr Farbdichte haben als die Umgebung. Wir können sie uns in vielen Farben vorstellen. Wir können die Ribosomen frei schwebend visualisieren oder schön aufgereiht auf dem endoplasmatischen Retikulum.

Stellen wir uns vor, dass eine klare Energie in die Ribosomen hineinfließt. Sies wird verwendet, um schönes und gesundes Gewebe zu produzieren, um die Produkte der Ribosomen zu perfektionieren, egal wo sie sind.

Glatte Haut dank liebevoller Ribosomen

Wir konzentrieren uns auf verschiedene Körperbereiche: Die Ribosomen in den Hautzellen produzieren perfekte Hautproteine für eine glatte, schöne Haut. Die Ribosomen in den Gelenken produzieren Gelenkflüssigkeit für Beweglichkeit und Elastizität.

„Liebeszellen“ **Abbildung 22**

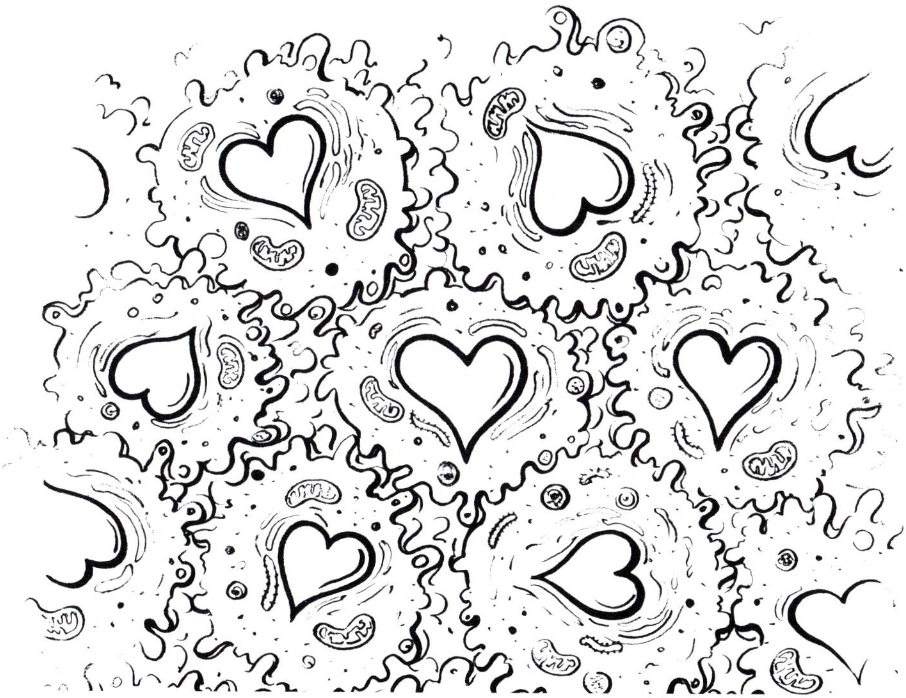

Wir stellen uns vor, dass die Ribosomen, egal wo sie im Körper sind, mit Freude und Liebe produzieren. Proteine, die „mit Liebe getränkt" sind, haben mehr Widerstandskraft und sind stärker geformt. Für viele Krankheiten ist die Liebe die beste Medizin. Menschen, die in einer Umgebung mit liebevollen Menschen wohnen, leben länger. Jetzt bringen wir dieses Gefühl der Liebe direkt zu den Ribosomen. Wir schreiben das Wort Liebe in der Vorstellung auf die Ribosomen. Wir signieren die Ribosomen mit dem Wort Liebe. Dieses Gefühl dehnt sich in der ganzen Zelle aus. Die Zellen sind verliebt in ihre Aufgabe. Wir spüren eine tiefe Befriedigung, ohne dass wir irgendetwas Äußeres dazu leisten müssen.

Der Golgi-Apparat

Der Golgi-Apparat ist nach Camillo Golgi benannt, einem italienischen Neurohistologen (1843-1926), der diese Organellen in den Nervenzellen entdeckt hat. Der Golgi-Apparat ist sozusagen das Versandhaus der Zelle: Verpackung, Sortierung und Warenkontrollen finden hier statt. Die meisten Stoffe werden noch etwas abgeändert und bekommen Zeit zum Reifen, bis sie schließlich in kleinen Kügelchen (den Transportvesikeln) verschickt werden. In den Vesikeln kann der chemische Reifungsprozess noch weitergehen – wie bei einem guten Käse oder Wein braucht die Reifung der Proteine ihre Zeit.

Der Golgi-Apparat sieht aus wie mehrere aufeinander geschichtete glatte Segel, die sich im Wind blähen. Sie haben somit eine konvexe (vorgewölbte) und eine konkave (eingebuchtete) Seite. Diese doppelwandigen Gebilde stehen nicht miteinander in Verbindung, sind aber in der Form einander angepasst. Der Rand der Segel ist etwas aufgebläht, hier befinden sich kleine Transportbläschen (Vesiculae). Die Bläschen „wandern" von der konvexen zur konkaven Seite des Golgi-Apparats: In jedem Augenblick werden in unserem Körper unvorstellbar viele Transportvesikel auf ihren Weg gebracht. Bildlich können wir uns die Vesikel wie Seifenblasen vorstellen, die von der konkaven Seite oder vom Rand des Golgi-Apparats abgeschnürt werden und dann an ihren Zielort schweben.

Die Vorstellung, dass die Transportbläschen frei herumschweben, kann als Bewegungsinspiration hilfreich sein, sie ist aber nicht ganz korrekt. In der Zelle existieren regelrechte Schienen aus so genannten Mikrotubuli (siehe unten), die von der Mitte zur Peripherie der Zelle angelegt sind. Auf diesen Schienen gibt es kleine Proteinlokomotiven, die fähig sind Bläschen zu transportieren. Eine Art von Lokomotiven (Dinein) sorgt für den Transport von der Peripherie zur Mitte der Zelle, zu einer Art Zentralbahnhof in der Nähe des Golgi-Apparats. Andere Lokomotiven (Kinesin) sorgen für den Transport in die Peripherie. Die Fortbewegung dieser „Lokomotiven" sieht ähnlich aus wie die Fortbewegung von Raupen auf einem Ast. Die konvexe Seite des Golgi-Apparates ist sozusagen die Aufnahme- und Wachstumsseite, die konkave Fläche ist die Reifungs- und Abgabeseite.

Die Organellen einer Zelle im Überblick (Querschnitt) **Abbildung 23**

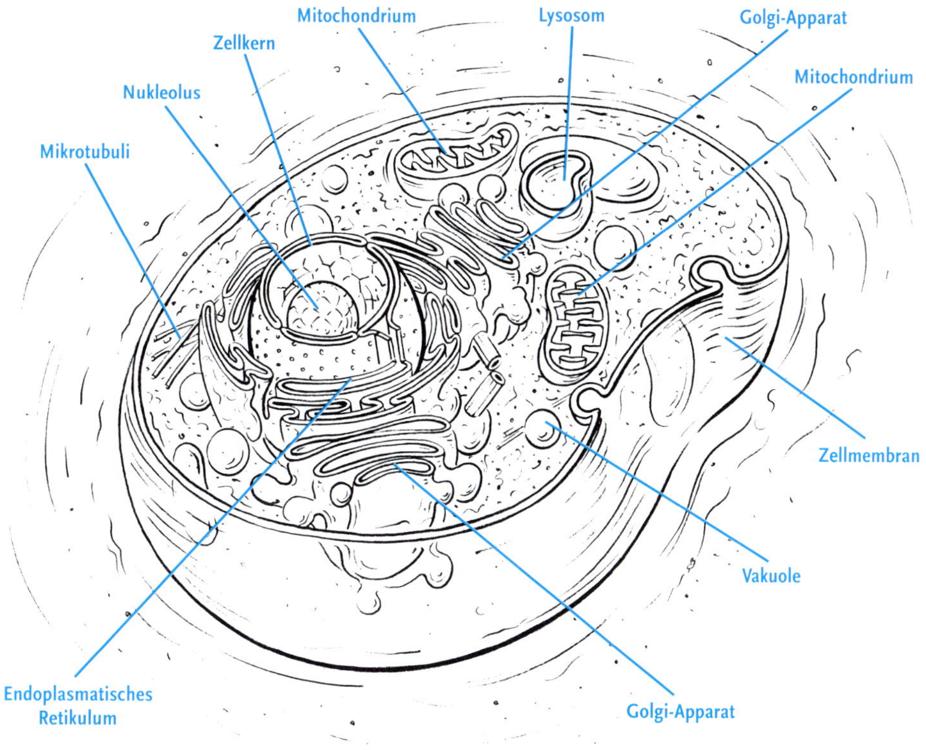

Das endoplasmatische Retikulum liefert dem Golgi-Apparat Proteine, die hier umgebaut werden. Dieser Umbau besteht unter anderem aus Verknüpfungen von Proteinen mit Kohlenhydraten, so als würde man einzelne Stoffstücke zu einem ganzen Kleid zusammennähen. Diese finden unter anderem Verwendung im Aufbau der Zellmembran als Proteine oder Fettbestandteile (Lipide) der Membran.

Die Transportbläschen können auch mit der Membran verschmelzen und ihre Fracht außerhalb der Zelle abgeben. Einige Bläschen helfen beim Kreieren von Lysosomen (siehe unten), die den Verdauungsapparat und die Recyclingstelle der Zellen darstellen.

Abbildung 24a ***Seifenblase***

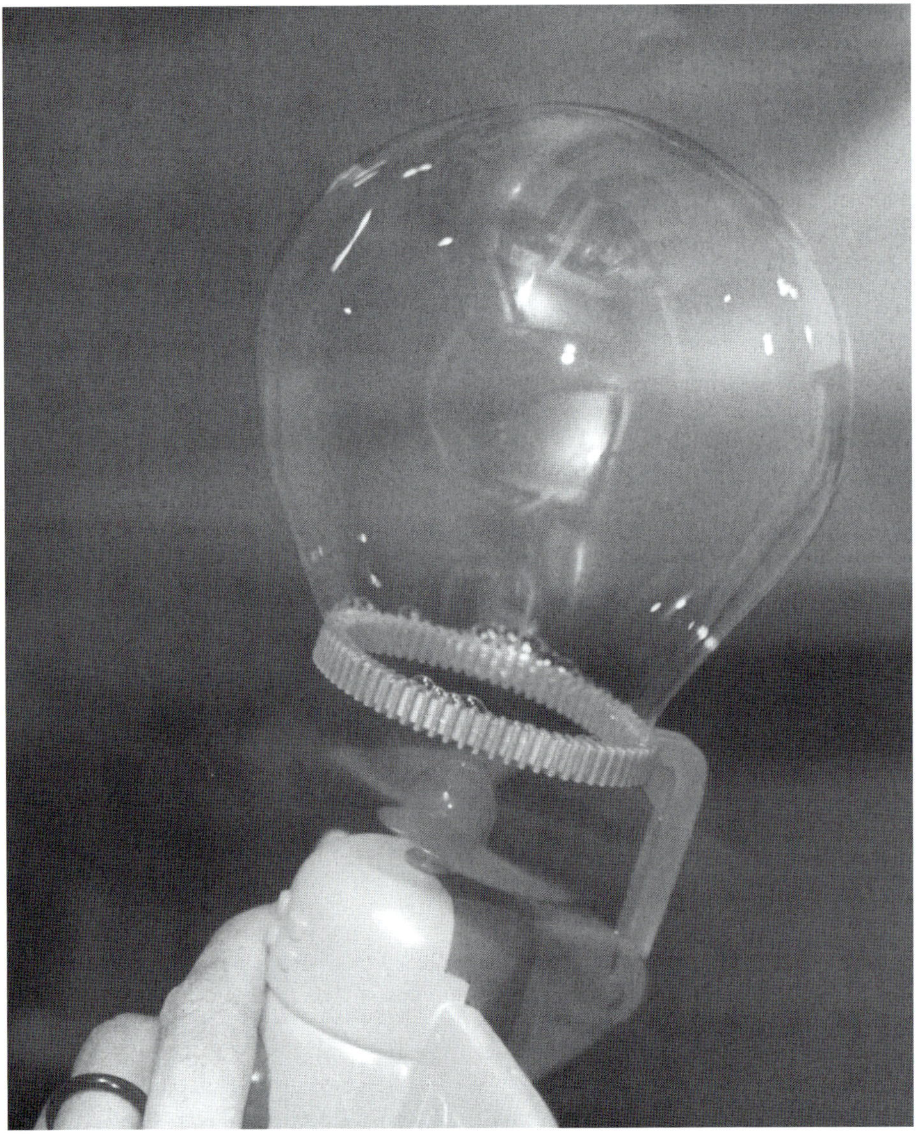

Seifenblasen

Am besten beginnen wir diese Vorstellungsübung mit Anschauungsunterricht an Seifenblasen. Wir beobachten, wie eine Seifenblase wächst, sich abschnürt und davonschwebt. Dies ist ein ziemlich präzises (allerdings viel größeres) Muster für die Vesikeln.

Wir stellen uns vor, dass dies millionenfach in unserem Körper stattfindet und dadurch aufbauende Produkte innerhalb und außerhalb der Zellen verteilt werden. Es kann sein, dass diese Vorstellung ein inneres Schwebegefühl erzeugt. Auch können die Bläschen durch die Zellmembran wandern, um zu benachbarten Zellen zu gelangen. Sie werden auf der Innenseite der Membran gleichsam aufgeschlürft und auf der anderen Seite wieder abgegeben.

Golgi-Apparat (aufgeschnitten) und Transportvesikel **Abbildung 24b**

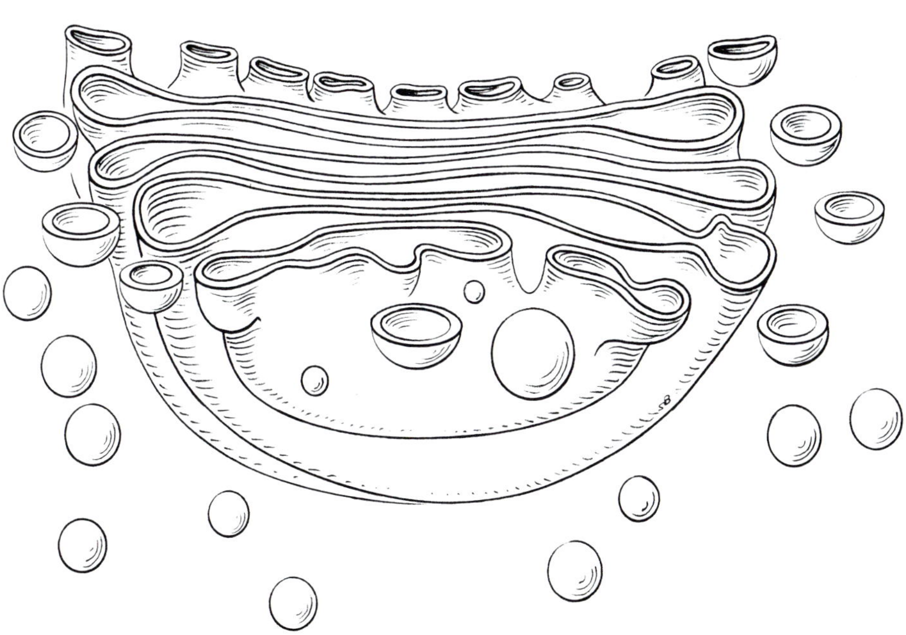

Die Lysosomen

Lysosomen wurden 1955 als separate Zellorganellen bekannt und gewannen seither immer mehr an Bedeutung. Das Lysosom ist ein mit Membranen umschlossener Körper mit einem extrem sauren Milieu. Diese sauren Enzyme werden an den Ribosomen hergestellt, über das endoplasmatische Retikulum zum Golgi-Apparat transportiert und dort in Membransäcken zu Lysosomen verpackt.

Die Lysosomen haben verschiedene Formen, manche sind rund, andere oval. Es gibt große mit hellem Inhalt und andere mit kristallinen Einschlüssen. Sie sind das intrazelluläre Verdauungssystem. Sie bauen überalterte Zellorganellen ab, die in Bläschen (Vakuolen) eingeschlossen sind. Die Zelle erzeugt Vakuolen-Abfallsäcke, in die sie Dinge, die nicht mehr gebraucht werden, vorläufig hineinsteckt, bis sie schließlich von den Lysosomen verdaut werden können.

Die Lysosomen sind sehr aktiv bei der Rückbildung der Brustdrüse der Frau nach dem Abstillen und bei der Entstehung der Organe im Embryo. Dazu braucht es nicht nur den Aufbau von Gewebe, sondern auch eine vorprogrammierte Zellauflösung. Ein Beispiel hilft dies zu verstehen: Das Embryo hat an der Hand Schwimmhäute wie ein Frosch. Dieses Gewebe zwischen den Fingern wird abgebaut, damit es einzelne Finger gibt. Das wird von Fresszellen bewerkstelligt, in denen zahlreiche Lysosomen wirken, die das überschüssige Gewebe schließlich „wegverdauen“.

Die Lysosomen sind die Recyclinganstalt, in gewissem Sinne der Verdauungsapparat und die Nieren der Zelle. Hier werden ausgediente Zellteile abgebaut und an das zellinterne Recyclingsystem weitergegeben. Die Lysosomen dienen dem Abbauen alter oder überschüssiger Organellen, zum Beispiel Mitochondrien. Die Fresszellen des Körpers haben besonders viele Lysosomen zum Abbauen der aufgenommenen fremden Mikroorganismen.

In der Leber, in der Milz und im Knochenmark kommen besonders viele solcher Zellen vor. Sie sorgen für den Abbau ausgedienter Blutbestandteile, Gifte, Bakterien und vieler anderer Substanzen. Diese Fresszellen in der Leber, die so genannten Küpfer-Zellen, haben dank der darin enthaltenen Lysosomen eine reinigende Funktion. In der Lunge befinden sich Lysosomen in den „Staubsauger“-Zellen, einer Art von Fresszellen, die die Lunge reinigen. Aber auch in der Nebenniere, im Knochenmark und in der Milz befinden sich viele davon, also überall, wo viel Abbau und Verdauung stattfindet.

Wenn etwas über die Fresszellen (Phagozytose) von außen in die Zelle aufgenommen wird, was verdaut werden soll, so wird das Ganze zuerst in eine Membran verpackt (Phagosom). Diese Membran entsteht aus der Zellmembran, von der einfach ein Stückchen abgeschnürt wird. Dann schwebt dieses Phagosom in der Zelle herum, bis das Lysosom Zeit hat, es zu eliminieren.

Nachdem alles durch die Enzyme abgebaut wurde, können „Restkörper" entstehen. Diese heißen auch Abnutzungspigmente. Wenn es sehr viele davon gibt, sieht man manchmal eine Färbung, eine Pigmentierung in der Zelle.

Störungen in den Lysosomen führen zu Anhäufungen des entsprechenden Abfallproduktes, ganz so, als würde die Müllabfuhr streiken. Es gibt eine ganze Liste so genannter Speichererkrankungen, die solche Defekte verursachen. Auch bestimmte Pharmaka können die Abbaufunktion der Lysosomen behindern.

Die Lysosomen sind eng verwandt mit dem Lymphzyklus. Der Lymphkreislauf besteht aus Lymphknoten und Bahnen, die der Entsorgung und Wiederaufbereitung von Bakterien, Viren und Zellbruchstücken dienen. Die Lymphe ist unser inneres Reinigungssystem, das parallel zum Kreislauf geschaltet ist. Blut fließt durch die Venen zurück zum Herz, schädliche Stoffe werden den Lymphbahnen zum Abbauen und Recyclen zugeleitet und ähnlich wie bei einer Kläranlage gereinigt, bevor sie wieder in die Blutbahn zurückkehren. So befreien wir uns von potentiell schädlichen Stoffen.

Zellulärer Entzündungsschutz

Die Lysosomen eliminieren allerlei Unerwünschtes aus den Zellen, indem sie es schlicht auflösen. Ihr inneres Milieu ist stark ätzend und sie besitzen innerhalb der Zellmembran eine Schutzschicht (Glykokalis). Lysosomen sind bei entzündlichen Prozessen beteiligt, weil hier besonders viele abzubauende Stoffe entstehen. Die Fresszellen des Immunsystems, die sich an eingedrungenen Fremdpartikeln satt gegessen haben, besitzen reichlich Lysosomen, um diese Partikel wieder abzubauen.

Ich hatte einmal Knieschmerzen, die von der Entzündung einer Kniebursa herrührten. (Eine Bursa ist eine Art Fettpolster, das den Sehnen das Gleiten erleichtert.) Als ich mir vorstellte, dass die Lysosomen in ihrer Arbeit gedämpft wurden, ging es meinem Knie sofort besser. Es war so, als wäre eine übertriebene Reaktion entstanden, als hätten die Lysosomen ihren ätzenden Inhalt zu stark aktiviert, statt ihn speziell für die Entsorgung aufzubewahren. Ich erlebte am eigenem Körper, dass das Visualisieren der Lysosomen ein wichtiger Faktor bei der Milderung von Entzündungen sein kann.

Die Lysosomen verleihen dem Körper ein Gefühl der Gelöstheit, das Gefühl von Überflüssigem befreit zu sein:

Abbildung 25 *Zellen nehmen aufbauende Stoffe auf und entschlacken sich*

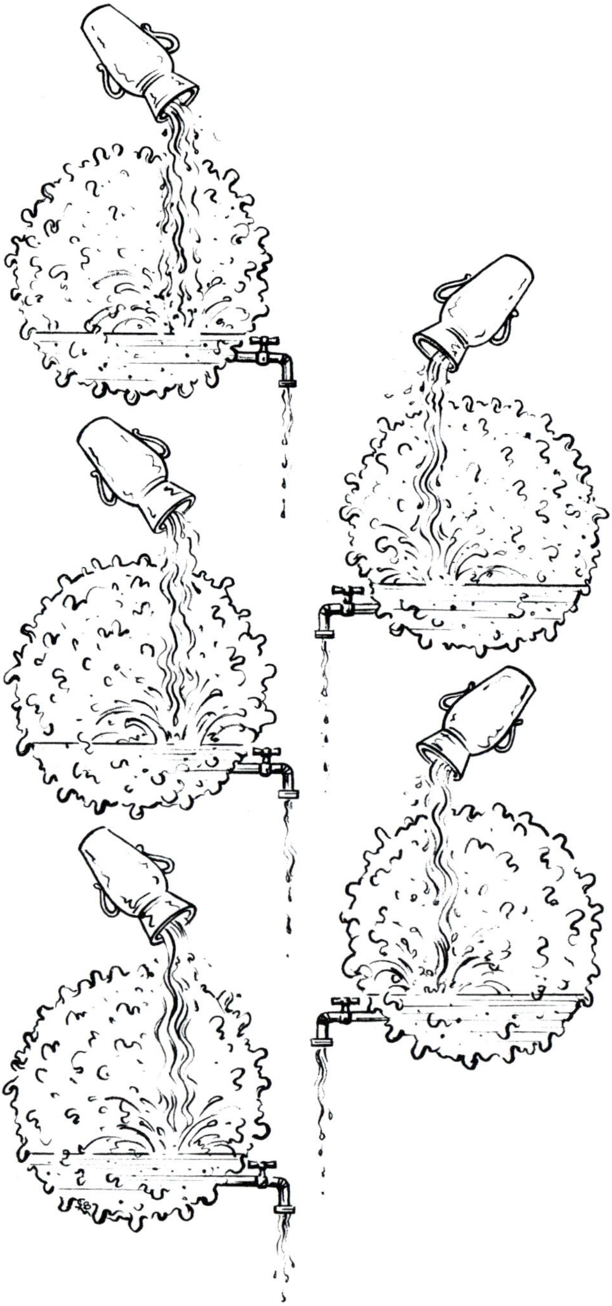

Die Lysosomen befreien uns von Überflüssigem

Wir stellen uns vor, dass alles, was die Zelle nicht mehr braucht, in die Lysosomen „hineinfällt". Wir spüren, wie unsere Zellen dadurch gereinigt werden. Die Lysosomen wandeln diese Bestandteile so um, dass sie den Körper nicht mehr belasten. Die Zellen fühlen sich leichter, der ganze Körper ist entlastet, die Atmung ist freier, da sie sich nicht mehr durch ein Schlacken-„Dickicht" ihren Weg durch die Zelle bahnen muss.

Zellen aufbauen und entschlacken

Wir konzentrieren uns auf die Stellen im Körper, wo Dinge aufgelöst werden, die verbraucht sind, die wir nicht mehr brauchen, oder wo Bruchstücke in ihre Teile aufgelöst, zersetzt werden, damit sie wieder für den Neuaufbau verwendet werden können. Diese Stellen sind die Lysosomen, die Kleinstausgabe unserer Nieren. Die Lysosomen ziehen Bruchstücke und Teile an, die das Funktionieren unseres Körpers sonst stören würden. Wie von einem Staubsauger der Spitzenklasse wird aller „Zellstaub" absorbiert. Zurück bleibt eine saubere Zelle – der Grundbaustein unserer Fitness.

Wir stellen uns vor, dass die Zellmembran alles aufnimmt, was der Zelle gut tut, und ablehnt, was der Zelle schadet. Die Zelle öffnet sich für Liebe, Wohlgefühl, Energie, Zufriedenheit, Ruhe und Entspannung. Diese Emotionen werden wie ein erfrischender Trank in die Zellen hineingegossen. Draußen bleiben alle negativen Emotionen wie Hass, Eifersucht, Neid, Geiz. Diese negativen Emotionen werden von Fresszellen aufgeschlürft und recycelt, so dass aus ihnen Nahrung für positive Emotionen entstehen kann.

Wir spüren, wie die Zellmembranen durchlässig sind für positive Schwingungen, die Membranen weiten sich dafür und nehmen positive Gefühle auf. Mit jeder Einatmung nehmen wir positive Emotionen auf, mit jeder Ausatmung entledigen wir uns ausgedienter Emotionen.

Wir stellen uns vor, dass jede Zelle ein Ventil besitzt, durch das sie Schlacken ausscheiden kann. Die Zelle eliminiert alle schädlichen Stoffe, während sie sich gleichzeitig mit aufbauenden Nahrungsmitteln und Emotionen auftankt.

Die Peroxisomen

Die Peroxisomen kommen nicht in allen Zellen vor. Sie haben verschiedenartige Formen und befinden sich in reicher Zahl in der Leber und der Niere, wo sie beim Abbauen der Fettsäuren beziehungsweise der Harnsäuren mithelfen. Der Harnsäureabbau ist wichtig für unser Gewebe, besonders für die Gelenke. Zu viel Harnsäure kann zu Ablagerungen in den Gelenken führen. Die Peroxisomen waren womöglich unser erstes Energieliefersystem, bevor diese Aufgabe von den Mitochondrien übernommen wurde.

Steifheit auflösen

Wir bewegen unseren rechten Arm in all seinen Gelenken, in den Schultern und im Ellbogen, und stellen uns vor, dass die Peroxisomen aktiv sind, um uns dabei zu unterstützen. Die Peroxisomen sorgen dafür, dass Gelenke und Gewebe frei sind von jeglichen störenden Elementen. Das Bewegungsgefühl wird elastisch und frei. Wenn wir eine Steifheit spüren, so stellen wir uns vor, dass dieses Gefühl einfach von den Organellen verdaut wird. Die Steifheit wird von innen her aufgelöst.

Wir bewegen nun immer mehr Gelenke, die Wirbelsäule, den anderen Arm, und spüren, wie alles, was unsere Bewegung nur im Geringsten stören könnte, aufgelöst wird. Wir fühlen immer mehr Elastizität, Geschmeidigkeit und Lockerheit. Nachdem wir den ganzen Körper einige Minuten bewegt haben, spüren wir, wie uns die Peroxisomen und auch die Lysosomen immer zu Diensten sind, um unsere Elastizität zu verbessern.

Die Vakuolen

Diese Transportbläschen wurden schon mehrmals erwähnt. Sie können auf der Durchreise durch die Zelle sein (Transzytose), ohne dass sie direkt mit ihr in Verbindung treten. Bei der Endozytose werden die Vakuolen wohlwollend aufgenommen. Dies geschieht nach ausführlicher Prüfung an der Zellmembran.

Die Zellen können auch Vakuolen abgeben (Exozytosen). Es sind dies die Geschenke der Zellen an den Rest des Körpers. Drüsenzellen produzieren viele Vakuolen, deren Inhalt in den Raum zwischen den Zellen ausgeschüttet wird.

Vakuole als Reisegefährt

Wir stellen uns vor, dass wir in einer riesigen Vakuole sitzen. Diese Vakuole ist unser Gefährt für eine Reise durch die Zelle. Unsere Aufgabe ist, alle Organellen zu besuchen und ihnen Aufmunterung zu bringen, sie für ihre gute Arbeit zu loben.

Dies vermittelt ein Gefühl der Bewegung und Durchlässigkeit im ganzen Körper. Alle Verspannungen verschwinden, weil alle Gewebe durchlüftet werden können und über die Vakuolen miteinander in Verbindung stehen.

Wir sehen nun auch, wie Bewegung an der Hülle der Zelle stattfindet, wie die Vakuolen ähnlich kleinen Seifenbläschen hinein- und hinauswandern. Wir lassen uns mit den Strömungen treiben, wir durchdringen die Zellmembranen, gehen von innen nach außen, von außen wieder herein. Wir spüren das Zellinnere als einen ruhenden See; sobald wir die Zelle verlassen, wird es stürmischer. Die Bewegungen werden größer. Es ist ein Gefühl, das alles durchdringt. Es gibt keinen Widerstand mehr, es ist ein flüssiges, fließendes, ewiges, endloses Durchdringen. Wir lassen uns mit den Vakuolen durch den gesamten Körper und die Zellmembranen tragen.

Wir spüren die Wirkung der Imagination: Wie fühlen wir uns nun? Wie sehen wir unsere Umwelt? Welche Gedankenqualität haben wir jetzt?

Das Skelett der Zelle

Die Zelle besitzt ein sehr dynamisches, elastisches Skelett (Zytoskelett), das sich schnell jeder Situation anpassen kann, und das fast so schnell, als würde man den Eiffelturm innerhalb *einer* Minute zusammensetzen. Dieses Skelett besteht aus den Mikrotubuli, den Mikrofilamenten (Aktinfilamenten) und den intermediären Filamenten. Diese Struktur ist sehr variabel. Sie ist für die Form und Fortbewegung der Zelle wichtig und auch für den Transport von Organellen und Vesikeln verantwortlich. Wenn man den Aufbau einer Zelle mit dem Aufbau und der Funktion von Knochen und Muskeln vergleichen wollte, dann wären die Mikrotubuli die Knochen, die Aktinfilamente die Muskeln und die intermediären Filamente (Zwischenfilamente) das Bindegewebe der Zelle.

Die Mikrotubuli sind sozusagen die Stahlröhren der Zelle. Sie bestehen aus einzelnen Teilen, den Tubulinen, die wie bei einem Bausatz zusammengesteckt werden. Die fertigen Mikrotubuli liegen dann einzeln oder in Bündeln in der Zelle. Sie können auch sehr schnell wieder abgebaut werden, wobei die einzelnen Teile wieder verwendbar sind. Wir können uns die Mikrotubuli wie Zeltstangen in einem Zelt vorstellen. Die Zelle (Zeltwand) ist über den Mikrotubuli (Zeltstangen) aufgespannt. Werden die Mikrotubuli zerstört, so stirbt die Zelle.

Abbildung 26 ***Das Zellskelett lässt sich mit einem Baugerüst vergleichen***

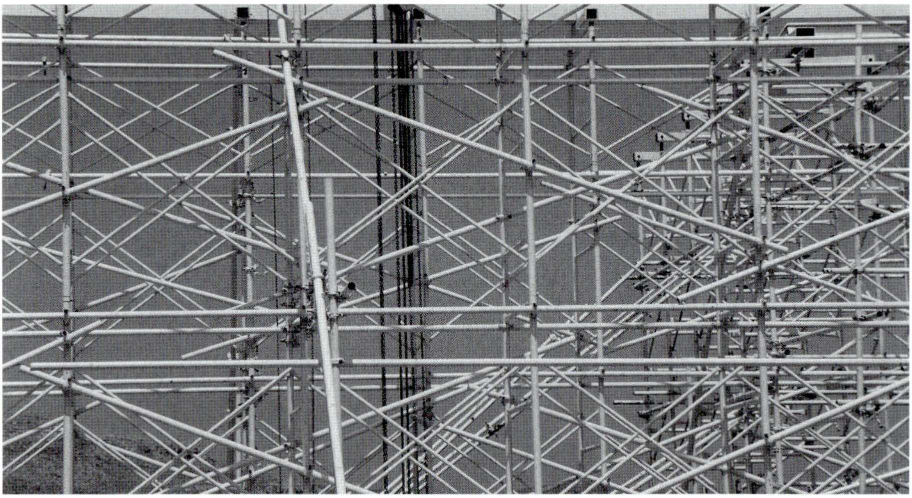

Abbildung 27 ***Mikrotubuli sind wie ein lebendiges Gestänge oder Gerüst***

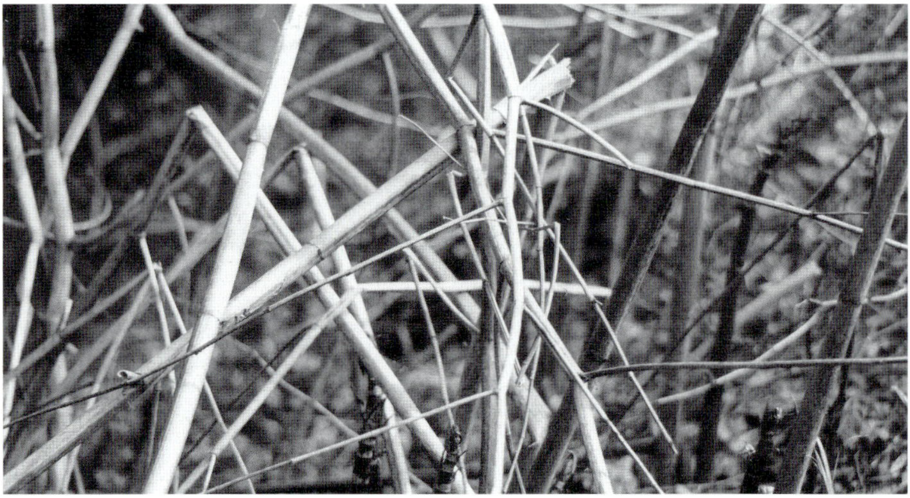

Die Mikrotubuli

Sie sorgen für den Transport von Bläschen vom endoplasmatischen Retikulum zum Golgi-Apparat und in der ganzen Zelle Als Lokomotiven für diesen Transport dienen die Proteine Dinein und Kinein. Stellen Sie sich eine Raupe mit Rucksack auf einem Ast vor: Der Ast ist der Mikrotubulus, die Raupe das Kinein oder Dinein und der Rucksack das Bläschen.

Mikrotubuli werden in der Zelle auch als „Mini-Ruder" verwendet – die so genannten Zilien, kleine, haarförmige Fortsätze, mit denen sich die Zellen strampelnd fortbewegen können. Sie werden oft Flimmerhärchen genannt und kommen in der Lunge und im Eileiter vor. Zilien neigen sich rhythmisch koordiniert in dieselbe Richtung und sehen dabei aus wie ein Ährenfeld im Wind. Im Eileiter bewegen Zilien das befruchtete Ei zur Gebärmutter. In den Lungen entfernen sie Ruß, Staub und andere unerwünschte Dinge und bewegen diese so weit nach oben, dass sie verschluckt und verdaut werden können. Rauch und Luftverschmutzung lähmen die Zilien. Wenn sich hingegen jemand entscheidet mit dem Rauchen aufzuhören, können sich die Zilien vollständig erholen.

Eine längere Form der Zilie nennt sich Geißel und besteht ebenfalls aus Mikrotubuli. Sie bewegen sich wie Ähren, die im Winde wehen. Der Schwanzfortsatz des Sperma ist so eine lange Geißel und das Sperma benutzt sie als Motor für seine Fortbewegung.

Geißeln bewegen sich wie Ähren im Wind **Abbildung 28**

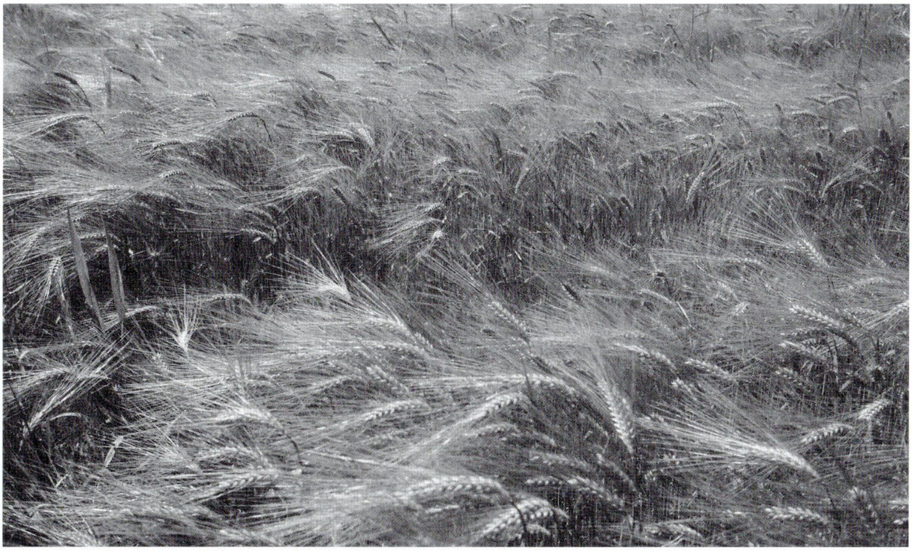

Die Zentriolen

In jeder Zelle gibt es zylindrische Zentriolen. Sie befinden sich in der Nähe des Golgi-Apparates beim Organisationszentrum, dem Zentralbahnhof der Mikrotubuli. Sie bestehen aus neun Dreiereinheiten von Mikrotubuli (die sich aus je drei Mikrotubuli zusammensetzen). Meistens kommen Zentriolen paarweise vor, wobei ihre Längsachsen senkrecht zueinander stehen, wie Stangen bei einem Baugerüst.

Die Zentriolen sind wichtig bei der Zellteilung. Als Vorbereitung auf diesen Vorgang verdoppeln sie sich. Sie helfen die Erbsubstanz an den Polen der Zelle zu organisieren.

Die Mikrofilamente

Sie können mit feinen, aber sehr starken Spinnengeweben verglichen werden. Sie kommen als einzelne Fäden oder in Vernetzung vor. Mikrofilamente bestehen aus einem runden, langen Protein (dem Aktin), das besonders in den Muskelzellen eine große Länge erreicht. In den Muskeln arbeiten die Mikro- oder Aktinfilamente mit dem Myosin zusammen, um die Muskelkontraktion zu bewirken. Das Myosin sieht aus wie ein doppelter Wanderstab: wie ein langer Schaft mit zwei gebogenen Handgriffen. Diese Handgriffe sind die so genannten Myosinköpfe. Sie können sich mit dem Protein Aktin verbinden und sich so neigen, dass sie sich am Aktin entlang vorwärts hangeln.

Aktin und Myosin liegen in der quer gestreiften Muskulatur, also in den Skelett- und Herzmuskelzellen geordnet nebeneinander, in den glatten Muskelzellen der *Organe* ist die Situation freier gestaltet. In den Zellen mit langen Fortsätzen werden Zellbestandteile mit Hilfe von Flüssigkeitsströmungen transportiert. In Zellen mit starken Strömungen, wie zum Beispiel in den langen Fortsätzen (Axonen) der Nervenzellen, pumpen das Aktin und das Myosin den Fluss vorwärts.

Die intermediären Filamente

Sie liegen größenmäßig zwischen den Mikrotubuli und den Mikrofilamenten. Sie sorgen vor allem in stark belasteten Zellen für Stabilität und können sehr lang werden. Der Zellkern ist fischernetzartig von intermediären Filamenten umwickelt, die von dort bis zur Zellmembran ausstrahlen können.

Mit Hilfe der hier beschriebenen Bauteile bildet die Zelle in ihrem Innern eine komplexe, stabile und variable Struktur, das Mikrotrabekelgitter. Dieses Gitter erinnert an die Bauweise des Architekten Buckminster Fuller, der das zugrunde liegende Prinzip Tensegrität nannte. Diese Struktur hat den Vorteil, dass sie weniger und leichtere Bauteile benötigt als eine herkömmliche Konstruktion und dennoch sehr stabil und belastbar ist, da die Belastungen im gesamten System gleichmäßig verteilt und nicht nur von einzelnen Teilen getragen werden.

Tensegritätsmodell **Abbildung 29**

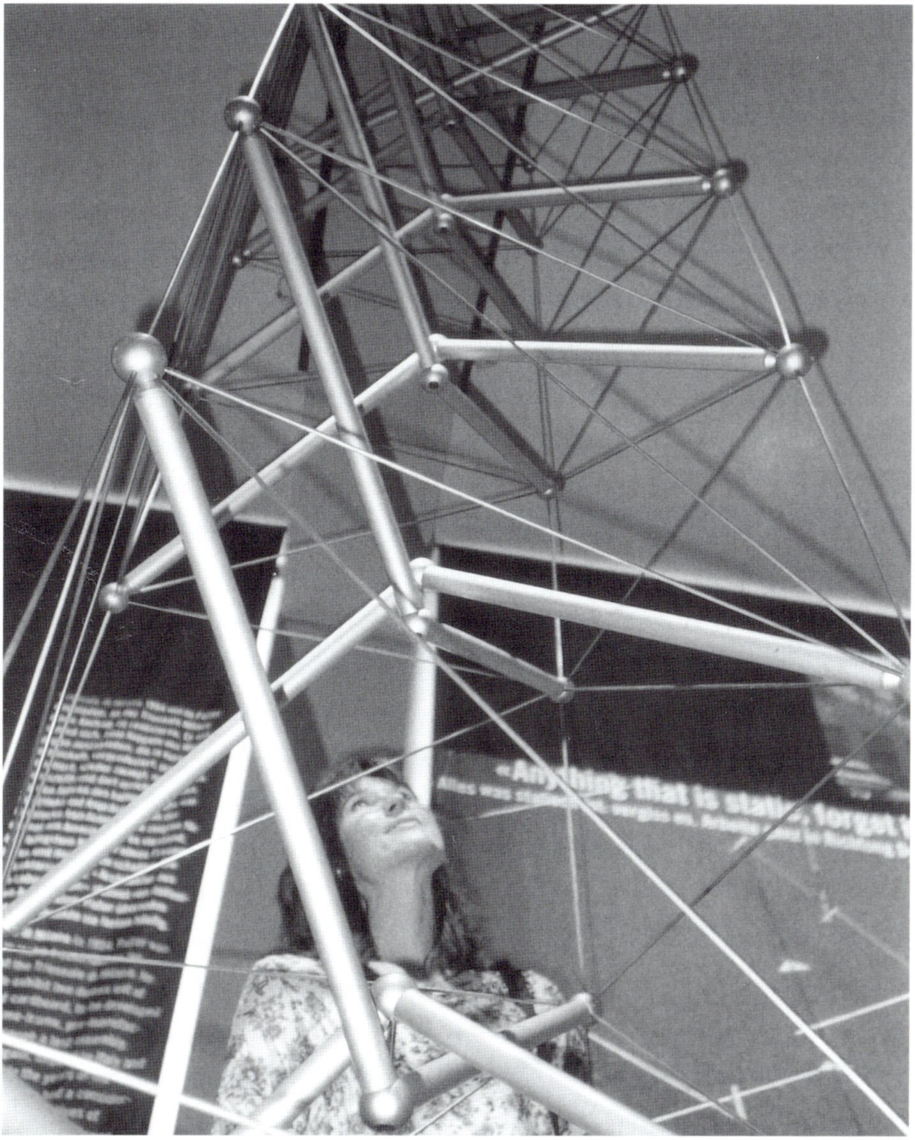

© Eric Franklin: *Fit bis in die Körperzellen*, VAK

In der Makrostruktur unseres Körpers finden wir das Tensegritätsmodell ebenfalls, beispielsweise in den Bändern der Wirbelsäule. Das zelluläre Mikrotrabekelgebäude übertrifft in seiner Anpassungsfähigkeit aber auch ein Buckminster-Fuller-Gebäude. Es kann sich ausdehnen, zusammenziehen und bei der Fortbewegung der Zelle mitmachen. Es ist fast so, als könnte sich ein Haus von selbst fortbewegen, indem es sich ein Bein wachsen lässt, dieses einfach so aus der Wand herausstülpt, sich am Boden festhakt und dann das Haus nachzieht.

Abbildung 30 ***Fortbewegung der Zelle mit einem „Bein“***

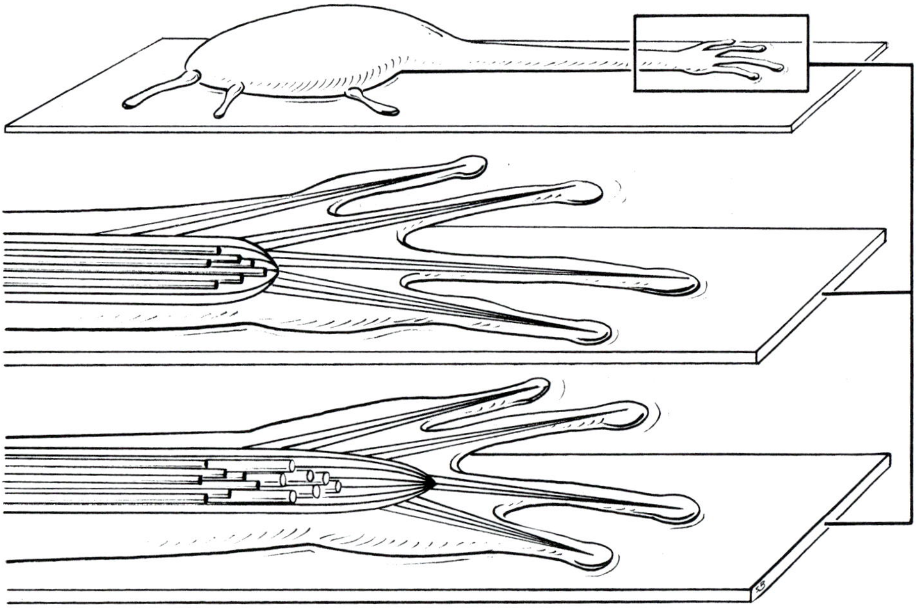

Kein Gebäude kann seine Form augenblicklich dem Wetter anpassen. Es wäre hilfreich, wenn ein Gebäude sich bei einem Wirbelsturm kleiner machen könnte. Die Zelle kann dies und noch einiges mehr. Einmal flach, im nächsten Augenblick eine Kugel, das ist für die meisten Zellen ein Kinderspiel. Fehlt es der Zelle an ausfüllendem Wasser, so zieht sich das Mikrotrabekelgitter zusammen, um die Integrität der Zelle zu gewährleisten. Das Gitter kann seinen Spannungszustand anpassen und dient als vielfältige Aufhängevorrichtung für Ribosomen und andere Zellproteine. Unsere Körper(ver)spannung beginnt also tatsächlich in der Zelle.

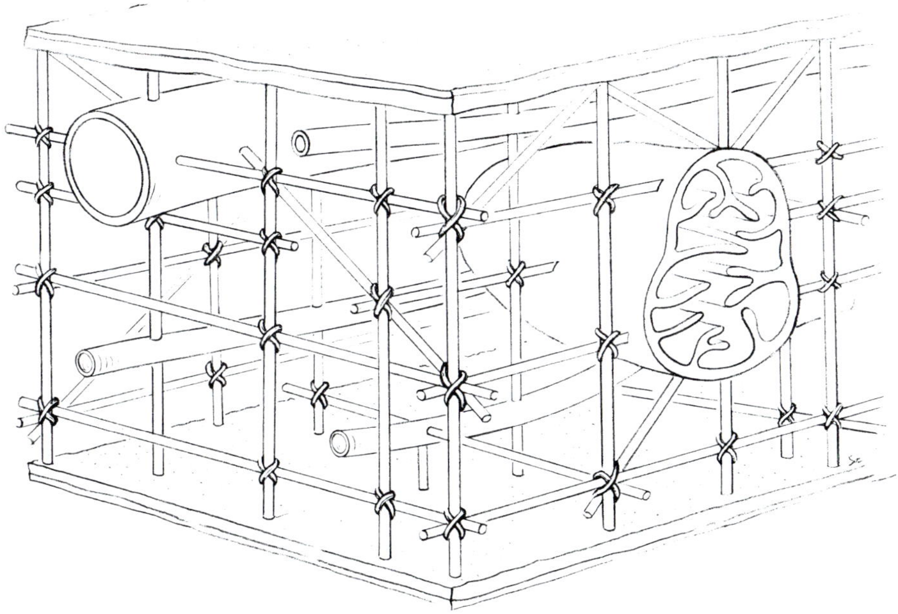

Wenn im Embryo die noch nicht differenzierten Zellen an ihren neuen Ort gehen, bilden sich ebenfalls Beine, so genannte Pseudopodien. In diesen Beinen bildet sich für einen Augenblick ein Zellskelett. Mit diesen Pseudopodien laufen die Zellen entlang so genannter Fibronektin-Straßen an ihren Bestimmungsort im Embryo.

Das Zytoskelett ist nicht nur ein statisches Skelett, sondern auch dynamisch verformbar, dient also gleichzeitig als „Muskulatur“ der Zelle.

Nichts als Beweglichkeit

Wir führen eine Alltagsbewegung aus, oder wenn wir Lust haben, führen wir eine tänzerische Bewegung aus. Dabei tauchen wir in die Wahrnehmung des Zellskeletts ein. Hier können wir beliebig unsere Form verändern. Wir können zusammenschrumpfen und uns wieder ausdehnen, als hätten wir keine Gelenke, die auf einen Ort beschränkt sind. Jedes Gewebe kann sich anpassen, beugen, strecken, falten, dehnen. Es ist, als ob wir mitten im Arm ein Gelenk kreieren könnten, überall ist das Gefühl der Gelenkigkeit spürbar.

Haben wir eine Verspannung, so werden wir uns bewusst, dass die Spannung in Sekundenschnelle verändert werden kann. Das Zellskelett kann sich ausdehnen, entspannen, elastischer werden oder Platz machen für mehr Flüssigkeit. Wir sehen Verspannung als eine augenblickliche Disbalance im Zellskelett, nicht als einen fixen Zustand im Muskel.

Gewichtheben mit dem Zellskelett

Zellulär gesehen besteht unser Körper aus Mikrotrabekeldreiecken. Dies ist eine sehr stabile Struktur, mit der wir mühelos viel Gewicht aushalten können.

Wenn wir uns vorstellen, wir heben ein Gewicht mit dem Zellskelett, mit dem Mikrotrabekelgitter, dann hilft dies das Innere jeder Zelle für das Heben zu aktivieren. So bleiben unsere Kraftquellen nicht auf einige Muskeln beschränkt – der ganze Körper, jede Zelle ist Teil unserer Kraft.

Wir heben etwas mit der Hand auf – verbunden mit dem Gedanken, dass wir Muskeln aktivieren, um dies zu schaffen. (Beispiel: eine Hantel oder sonst etwas mit einem Gewicht von 2 bis 3 Kilogramm).

Nun heben wir dieses selbe Objekt mit der Vorstellung, jede Zelle im Körper leiste einen Beitrag, wenn auch nur einen kleinen, zum Heben des Gewichtes. Wir spüren, dass es nun viel leichter ist, das Gewicht zu tragen.

„Zellskelett-Musik"

Mit dieser Vorstellungsübung fördern wir das musikalische Potential unseres Zellskeletts. Wir stellen uns vor, dass die Filamente auf Bewegung reagieren. Wir visualisieren die Filamente als Klangstäbe oder Saiten eines Instrumentes, einer Geige oder einer Gitarre. Bei jedem Schritt werden die Filamente in Schwingung versetzt. Diese Vibration erzeugt eine Entspannung der Zellmembran und aller Organellen.

Wir wählen eine Körperstelle aus, um diesen Gedanken vollends zu verkörpern. Die untere Rückenmuskulatur ist sicherlich dankbar dafür. Bei jedem Schritt werden die Zellen der unteren Rückenmuskeln durch deren

Filamente im Innersten in Schwingung versetzt. Vielleicht hören wir sogar den Klang des Zellskeletts?

Die Musik der Zelle dehnt sich auf das Zytoplasma aus, auf die Membran, auf die ganze Zelle. Wir fühlen uns wie ein wandelndes „Zell-Symphonie-orchester“ im Konzert.

„Zellskelett-Musik“ **Abbildung 32**

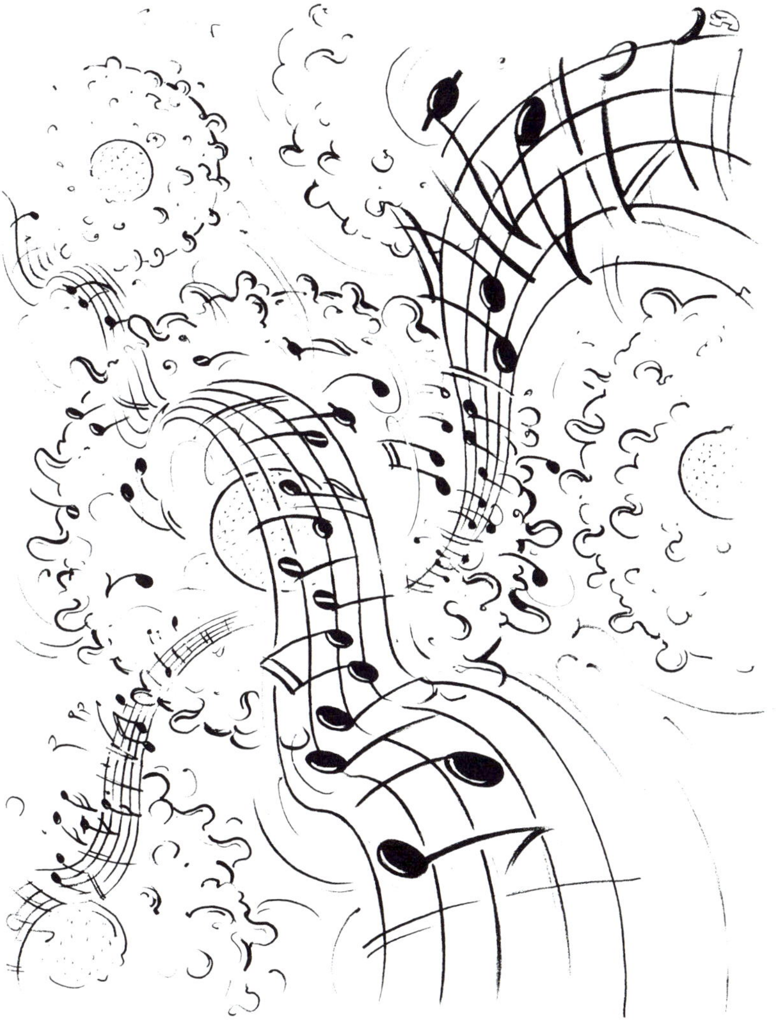

Der Zellkern

Der Zellkern ist die größte Organelle der Zelle und er enthält die Erbsubstanz, die Desoxyribonukleinsäure (DNS), unsere individuelle genetische Information. Der Zellkern kann somit als Bibliothek und Kopierstube der Zelle angesehen werden. Hier lagern die Baupläne für alles, was im Körper benötigt wird, und auch die Fähigkeit diese Pläne nach Bedarf zu vervielfältigen und zur Produktion an die Außenstellen zu schicken. Im Nukleolus des Zellkerns werden die Bausteine der Ribosomen (siehe oben) hergestellt.

Größe und Lage des Zellkerns sind je nach Art der Zelle sehr verschieden. Es gibt Zellen, die fast nur aus dem Zellkern bestehen, die anderen Organellen sind dabei an den Rand gedrängt. Leberzellen haben zwei Zellkerne, ihre vielfältigen Stoffwechselprozesse benötigen mehrere „Gehirne". In Muskelzellen liegen die Kerne am Rand, so dass sie dem Kontraktionsvorgang nicht im Wege stehen. Zellkerne können je nach Beanspruchung anschwellen oder schrumpfen. In diesem Sinne ist der Zellkern „trainierbar" wie ein Muskel. Stress, Alterung und Ernährung beeinflussen die Größe des Zellkerns ebenfalls.

Der Zellkern ist von einer doppelwandigen Kernhülle umgeben, die sich bei der Zellteilung zeitweilig auflöst. Die Kernhülle wird innen und außen von einem Gerüst aus intermediären Filamenten gestützt. Auf der Außenmembran hängen wie reife Früchte Ribosomen, die ständig damit beschäftigt sind, die innere und die äußere Kernhülle mit Reparaturproteinen zu versorgen.

An einigen Stellen ist die Hülle zusammengeschmolzen und bildet kleine Poren, die aussehen wie runde Schiffsfenster. Durch diese Poren kommuniziert der Zellkern mit dem Zellplasma. Man kann sich die Poren als drei aufeinander geschichtete Protein-Schwimmringe vorstellen. Vom innersten Ring hängt ein elastischer Korb in den Kernraum des Zellkerns hinein. Dieser sieht aus wie ein Basketballkorb und verformt sich entsprechend beim Hindurchwandern von „Molekül-Bällen". Das selektive Durchlassen größerer Moleküle wird mit Hilfe zweier entsprechend benannter Proteine, der Exportine und der Importine, organisiert. Kleinere Moleküle können ungehindert hindurchschweben (diffundieren).

Die Intelligenz der Zelle wohnt aber auch im Zellplasma. Pflanzt man einen Zellkern in eine andere Zelle ein, so beginnt der fremde Kern gemäß den Bedürfnissen des neuen Zellplasmas Anweisungen für den Proteinaufbau auszusenden. Die Beziehung von Kern und Plasma ist nicht einseitig und streng hierarchisch definiert, das Plasma informiert auch den Kern, genau wie unsere Sinne das Gehirn informieren.

Von der Kernmembran nach außen schauen

Von der Zellmembran nach außen schauen

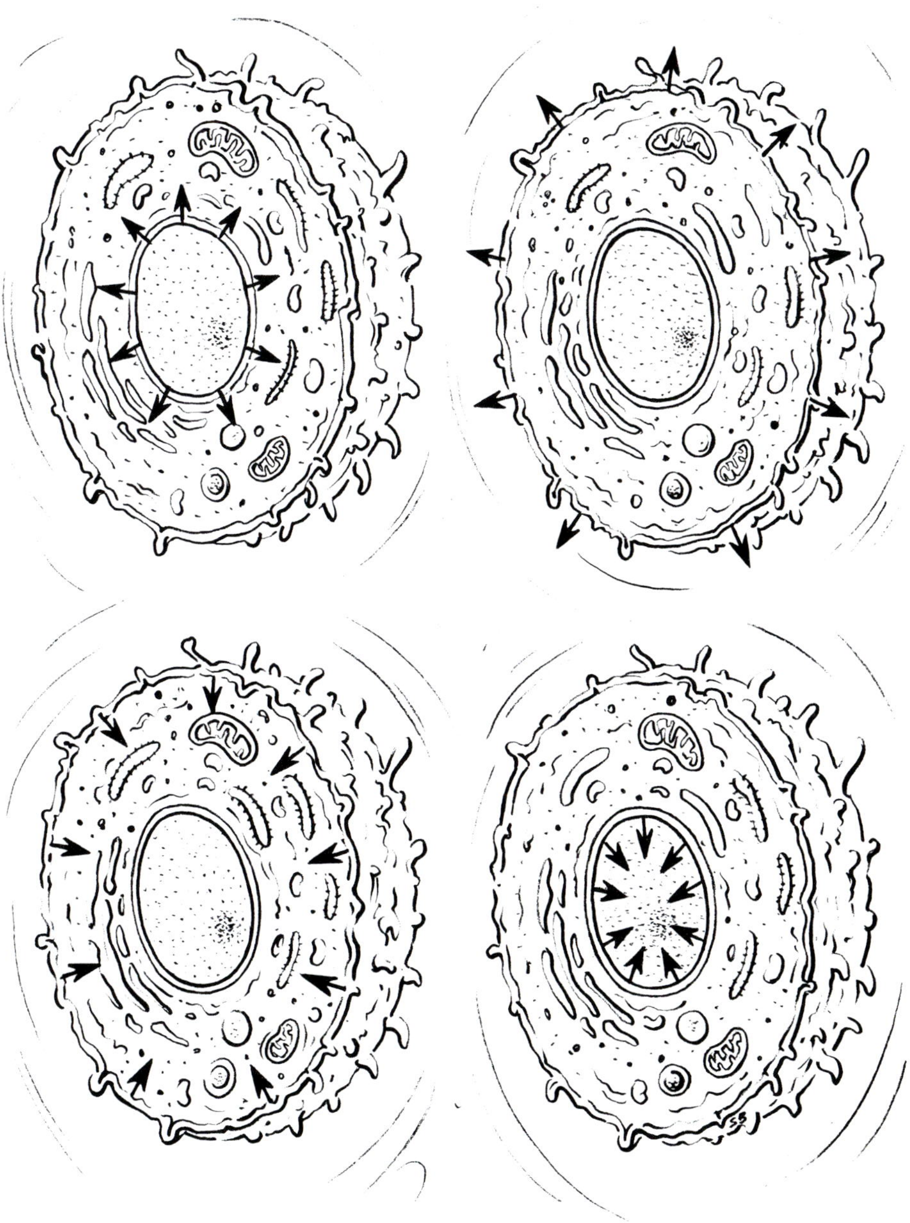

Von der Zellmembran nach innen schauen

Von der Kernmembran nach innen schauen

Zellmembran, Kernmembran: Einblicke und Ausblicke

Wir stellen uns vor, wir säßen auf der *Kern*membran und schauten nach *innen*. Was sähen wir? Wir stellen uns vor, wir säßen auf der *Zell*membran und schauten nach *innen*. Was sähen wir dort?

Wir stellen uns dann vor, wir säßen auf der *Zell*membran und schauten nach *außen*. Was sähen wir? Wir stellen uns schließlich vor, wir säßen auf der *Kern*membran und schauten nach *außen*. Was sähen wir?

Das DNS-Chromatin

Die DNS, das genetische Material, wohnt im Nukleus in der Form von Chromosomen, die bei der Zellteilung klar geformt und unter dem Mikroskop gut sichtbar sind. Zwischen den Zellteilungen, in der Intermediärphase, rollen sich die Chromosomen aus und liegen in langen Fäden vor. In diesem Zustand nennt sich die Erbsubstanz Chromatin. Bei der Zellteilung wird das Chromatin wiederum straff und eng aufgerollt wie ein Haarzopf, so dass sich die Erbsubstanz gut teilen lässt und kein DNS-Faden in einer Ecke der Zelle verloren geht. Die Enden der Chromatinfäden sind an der Innenwand der Kernhülle befestigt. Wir können uns das Chromatin als eine Kette von Glühbirnen, Girlanden oder Edelsteinen vorstellen, die zwischen zwei Stellen der Kernhülle aufgespannt sind, wie bei einem Gartenfest. Zum Teil sind diese Ketten stark verknäuelt.

Chromosomen als elastische Neonröhren

Wir visualisieren in der Mitte der Zelle einen ganz speziellen Bereich, den Zellkern mit der Erbsubstanz, bestehend aus Chromosomen. Wir stellen uns vor, dass unsere Chromosomen helles Licht abgeben. Sie sehen aus wie elastische Neonröhren, die in einer Flüssigkeit schweben. Wenn ein Chromosom nicht hell werden will, lassen wir uns davon nicht stressen, das passiert auch mal bei Neonröhren. Beim nächsten Besuch werden auch diese Chromosomen hell werden.

Wir sehen, wie kleine Kügelchen (Botschaften des Zellkerns, der Ribonukleinsäure, RNS) an uns vorbeischweben, um sich mit Ribosomen zu treffen. Zusammen werden sie Proteine herstellen, also unsere Substanz kreieren. Wir können also zuschauen, wie wir erneuert werde. Die Ribosomen und die RNS funkeln wie kleine Sterne.

Die Chromosomen sind wie Fähnchen an einer Wäscheleine vorstellbar **Abbildung 34**

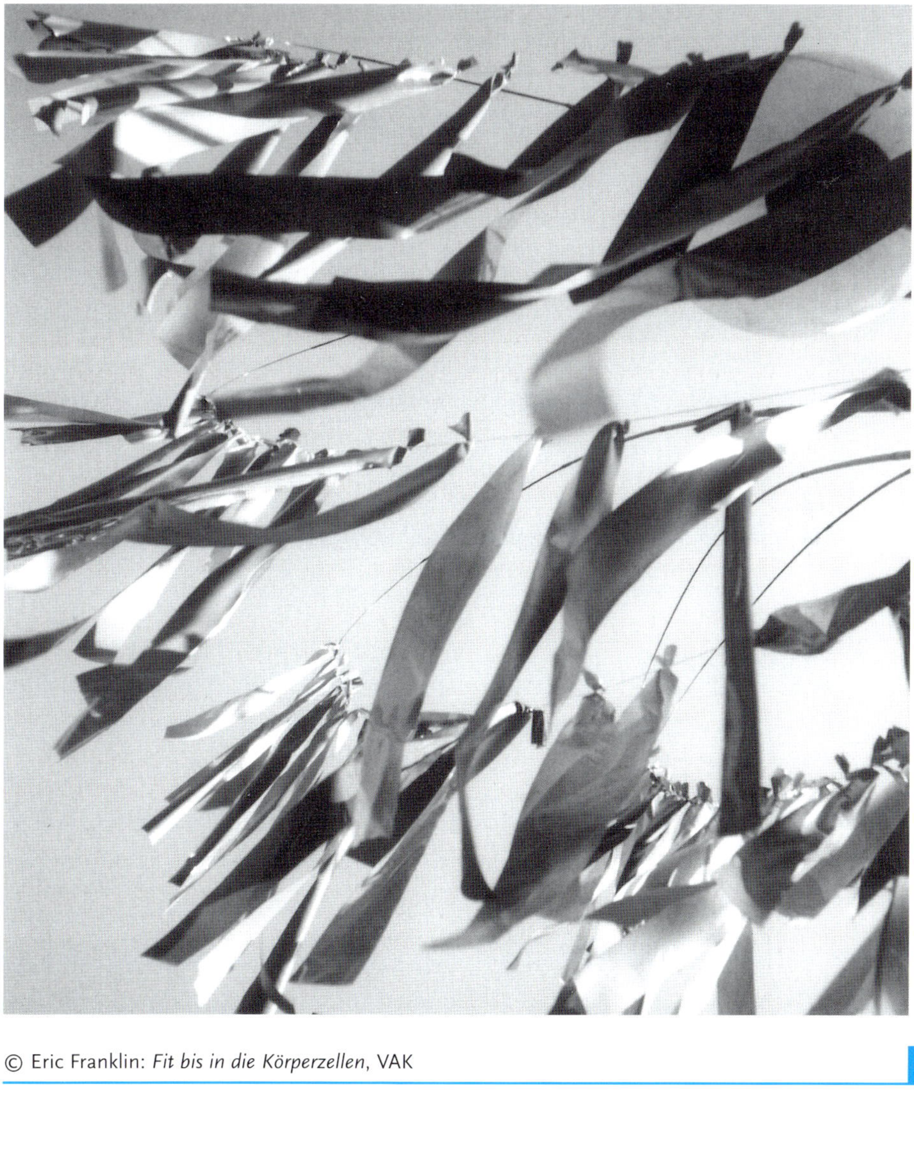

Ein Hauch von weißem Pulver

Wir stellen uns vor, wie ein weißer Hauch von Pulver oder Schnee sich über die Chromosomen legt. Dieser weiße Hauch schmilzt hell in die Chromosomen hinein. Es ist die ideale Ernährung für den Zellkern. Wir spüren sofort eine wundersame Wirkung auf unsere Zellen. Wohlgefühl und Energie stellen sich ein.

Die Gene

Die Zahl der Chromosomen im Zellkern nennt man das Genom. Das Wort Genom leitet sich von den Genen ab, welche die einzelnen Protein-Bauanleitungen der Zellen darstellen. Nur diejenigen Gene einer Zelle sind aktiv, die ihrer Funktion entsprechen. In der Leberzelle sind die lebertypischen Gene aktiv, in einer Muskelzelle diejenigen, die für die Funktion der Muskelzellen wichtig sind. Das Myogen zum Beispiel ist das „Schlüssel-Gen" für den Muskelaufbau. Pflanzt man es in eine „Nicht-Muskelzelle", zum Beispiel eine Knorpelzelle, ein, beginnt diese Zelle Muskelgewebe aufzubauen.

Alle Zellen unseres Körpers enthalten dieselben Gene. Wenn alle Zellen dieselben Baupläne für Proteine haben, wieso bestehen wir dann aus verschiedenen Gewebsarten und nicht nur aus einer? Dies kommt daher, dass nicht alle Gene einer Zelle aktiv sind. Kommen wir zurück auf das Bild des Zellkerns als Bibliothek. Welche Baupläne gelesen, abgeschrieben und ausgeführt werden, das hängt stark von der Umgebung der Zelle und vor allem vom den Zellkern umgebenden Zytoplasma ab.

Pflanzt man den Zellkern aus der *Haut* eines Frosches in die *Eizelle* des Frosches, wird nicht mehr Haut aufgebaut. Die Gene erhalten vom umgebenden Zytoplasma nun „Eizell-Signale", die die Gene einschalten, um einen vollständigen Frosch aufzubauen. Die Genaktivität wechselt vom Aufbau von Hautkomponenten zu den Bedürfnissen der Eizelle, weil die Gene nun in der Zytoplasma-Umgebung der *Eizelle* sind. Einerseits besagt dieses Experiment, dass in unserem Körper in jeder Zelle dieselben Gene sind, andererseits aber auch, dass die Gene von der Umgebung eingeschaltet werden. Die Bibliothek Zellkern erhält also Input von außen, der ihre Gene aktiviert.

Beim Menschen besteht das Genom aus 46 Chromosomen, die aus 23 Chromosomenpaaren bestehen. In jedem Chromosomenpaar stammt *ein* Chromosom von der Mutter, das *andere* vom Vater. Nur *ein* Paar, das Geschlechtschromosom, bestimmt über das Geschlecht. Die übrigen 22 Chromosomenpaare heißen Autosomen.

Botschaften an den Zellkern

Wir lenken unsere Aufmerksamkeit auf den Zellkern. Wir spüren, wie er über verschiedene Bahnen (Mikrofilamente) mit der ganzen Zelle, mit den Zellmembranen und dem gesamten Körper verbunden ist. Wir formulieren eine Botschaft, einen Gesundheitswunsch an den Zellkern. Diese Botschaft kann allgemeiner Natur sein oder sich auf eine bestimmte Störung im Körper beziehen, die wir ausschalten wollen. Ein Beispiel:

„Möge der Zellkern nur positive, aufbauende Anweisungen aussenden, solche, die meinen Körper gesund und stark machen."

Wir sind beim Formulieren dieses Wunsches oder ähnlicher Botschaften in Gedanken ganz auf den Zellkern konzentriert.

Die Doppelhelix

Die DNS ist in Form der berühmten Doppelhelix strukturiert, einer doppelten Spirale, die sich um eine imaginäre Achse schlingt. Diese Gestalt ermöglicht das Verpacken von viel Information auf engem Raum und erleichtert das Kopieren der darin enthaltenen Anweisungen, Transkription genannt. Dieses Kopieren ist für das Herstellen von Proteinen unerlässlich und dementsprechend ein delikater Prozess. Das Kopieren erfolgt mit Hilfe der RNS, die die Information vom Gen übernimmt, den Zellkern durch die Zellporen verlässt und in das Zytoplasma gelangt. Der Nukleolus ist die Zentralstelle für die Transkription.

Weil die RNS eine Botenfunktion für den Proteinaufbau wahrnimmt, wird sie in diesem Zusammenhang M-RNS genannt (Messenger-RNS). Außerhalb des Zellkerns findet das Rendezvous mit den Ribosomen statt, die die Informationen von der RNS übernehmen (Translation) und sie dazu verwenden, die vielfältigen Proteine des Körpers aufzubauen. Jedes Gen enthält die Information, die der Körper braucht, um ein spezifisches Protein herzustellen.

Wird der Bauplan für ein Protein von den Genen falsch abgeschrieben, so entstehen Protein-Missbildungen, die für den Körper schädlich sein können.

Natürlich hat der Zellkern eingebaute Kontrollen, aber manchmal versagen auch diese, oft unter dem Einfluss von Zellverschmutzung und schädlichen Strahlen (Sonnenbrand).

Die Zellteilung

Die Zeit, in der eifrig kopiert wird, um neues Protein aufzubauen, ist die Arbeitsphase des Zellkerns, die Interphase. Bei der Zellteilung ruhen diese Aktivitäten, die Zelle ist voll mit der korrekten Ausführung der Teilung beschäftigt. Die Zellteilung heißt auch Mitose. Bei der *Halbierung* der Chromosomenzahl, welche für die korrekte Zellteilung bei der Herstellung von Sperma oder Eizelle notwendig ist, wird der Prozess allerdings Meiose genannt. Die Interphase ist beträchtlich länger als die Mitose. Die Mitose erfolgt einerseits „automatisch" zum Aufrechterhalten der Jugendlichkeit der Zellen, kann aber auch durch unser Bewegungsverhalten beeinflusst werden.

Verletzungen und Zelltod sind weitere Gründe für den Körper, die Mitose voranzutreiben. Gefahr droht, wenn die Mitose unkontrolliert verläuft. Dieser Prozess der unkontrollierten Zellteilung ist als Krebs bekannt. Unkontrolliertes Wandern im Gewebe ist eine weitere unerfreuliche Fähigkeit der Krebszellen. Die Zelle hat zum Glück verschiedenste Kontrollstellen, welche das Zellwachstum, die DNS-Synthese und die richtige Organisation der Chromosomen genau überwachen.

Die Zellteilung ist aufgegliedert in Prophase, Prometaphase, Metaphase, Zytokinese, Telophase und Anaphase. In der Prophase verschwindet der Nukleolus und das Chromatin verdichtet sich zu den Chromosomen. In der Prometaphase verschwindet die Kernhülle, in der Metaphase beginnen sich die frisch verdoppelten Chromosomen am Äquator der jetzt spindelförmigen Zelle auszurichten. In der Anaphase wandern die Chromosomen zum gegenüberliegenden Pol der Zelle, die sich in der Mitte einschnürt. In der Telophase wird der Nukleus neu aufgebaut und die Chromosomen werden wieder lockerer abgewickelt. Die Zytokinese sorgt für eine gerechte Aufteilung des Zellplasmas mit den restlichen Organellen.

Bei der Zellteilung entsteht das typische Strahlenbild durch die Organisation der Mikrotubuli, die sich radiär auffächern, um die Wanderung der frisch geteilten Chromosomen zu gestalten. Dies erfolgt mit Hilfe der Zentriolen (siehe oben).

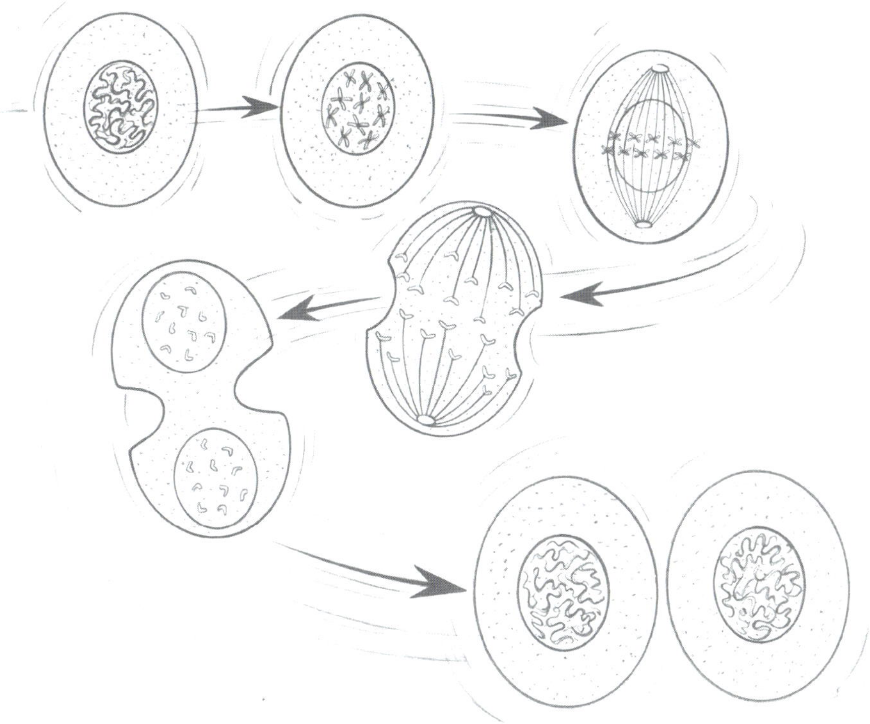

Resonanz des Chromatins im ganzen Körper

Wir visualisieren das Chromatin im Zellkern. Es schwebt in der Zellkernflüssigkeit. Wir spüren, wie es die Zellkernflüssigkeit beeinflusst, ganz ähnlich wie ein Teeblatt das umgebende Wasser verändert. Es hinterlässt einen angenehmen Schwingungsabdruck im Wasser. Wir stellen uns vor, dass dieser Schwingungsabdruck sich im ganzen Körper als positive, aufbauende Energie verteilt.

Wir stellen uns vor, dass die DNS jede Störung erfolgreich abwehrt und in tadellosem Zustand bleibt. Die Reparaturmechanismen unserer DNS sind perfekt, jede Phase unseres Zell-Lebens läuft „wie geschmiert“ ab.

Chromosomen als Gebetsrollen

Ich bin zwar kein Buddhist, trotzdem hatte ich während einer Imagination eine Vision, die mich an buddhistische Praktiken erinnerte.

In den tibetischen Klöstern gibt es Reihen von vertikal eingerichteten Walzen, die man mit der Hand drehen kann. Das Drehen dieser Walzen aktiviert die Gebete auf den Rollen. Das Aktivieren der Rollen im Vorbeigehen scheint mir eine Art bewegtes Gebet zu sein.

Meine Vision: Die Chromosomen in meinem Zellkern waren wie Gebetsrollen. Meine Einatmung und meine Ausatmung waren wie die Hände, welche diese Gebetsrollen bewegten. Obwohl nicht konkret in Worten formuliert, spürte ich die Wirkung dieser Gebete im ganzen Körper als heilende innere Reinigung.

Mitosen-Stretching

Wir führen eine Dehnung aus und richten unsere Aufmerksamkeit auf die Tatsache, dass wir gerade die Zellaktivität fördern. Die Zellen ermöglichen uns, diese Stellung bequem einzunehmen. Unser Gewebe passt sich unserem Bewegungswunsch an. Wir werden so, wie wir uns bewegen.

Die Zellteilung unter Kontrolle halten

Krebs ist eine komplexe Krankheit und die folgenden Hinweise dürfen bei weitem nicht als vollständig angesehen werden, sondern als ein Einstieg und Beginn der Arbeit in diesem Bereich. Wollen wir das Entwickeln von Krebszellen vermeiden, sind auf der mentalen-, auf der Gewebs- und der Zellebene einige Faktoren von Bedeutung. Affirmationen wie die folgenden können – verbunden mit Vorstellungsbildern – möglicherweise zu einer besseren Vorbeugung gegen Krebserkrankungen beitragen:

- „Ich kann Schicksalsschläge körperlicher, emotionaler und physischer Natur stressfrei und gelassen verarbeiten."
- „Mein Immunsystem ist stark, ich bewege mich genügend, meine Ernährung ist gesund und ausgewogen."

- „Die DNS aller meiner Zellen widersteht allen unnatürlichen Veränderungen. Meine Kontrollstellen für Zellteilung und Zellwanderung beherrschen jede Situation.“

Die Zellmatrix

Außerhalb der Zellen befindet sich nicht etwa ein luftleerer Raum, sondern die so genannte extrazelluläre Matrix. Diese Matrix besteht aus einem Gel mit Fasern. Das Gel besteht aus komplexen Zuckerarten, so genannten Polysacchariden, die in einer Zwischenzellflüssigkeit aus Mineralsalzen, Nährstoffen und Abfallstoffen schwimmen. Die Fasern können als Schnüre oder Seile aus Kollagen angesehen werden. Weniger zahlreich vertreten ist das gummibandartige Elastin. Man kann sich die Matrix als Pudding vorstellen, in dem verschiedenartige Schnüre und Gummibänder schweben. Diese Vorstellung ist wohl nicht appetitanregend, aber die Zusammenstellung dieses „Puddings“ bestimmt zum großen Teil die Konsistenz und somit die Funktion des Gewebes.

Es gibt grundsätzlich zwei Arten von extrazellulärer Matrix; die eine findet sich im Bindegewebe, die andere im Epithelialgewebe. Beispiele für Bindegewebe sind Knochen, Knorpel, Sehnen, Bänder und die Hüllen der Muskeln, Faszien genannt. Beispiele für Epithelialgewebe sind die Haut sowie die Innenwand der Speiseröhre und des ganzen Darmkanals.

Zellen schwimmen im Urmeer

Gedanklich befinden wir uns im Raum zwischen den Zellen. Dies erfordert möglicherweise einiges an Vorstellungskraft. Wenn wir uns aber bewusst werden, dass alle Lebewesen von Einzellern abstammen, welche vor Hunderten Millionen von Jahren im Urmeer gewohnt haben, können wir uns an diese Imagination herantasten.

Unsere Zellen schwimmen im Urmeer. Die Matrix ist unser inneres Urmeer und unsere Zwischenzellflüssigkeit ist sogar ähnlich zusammengesetzt wie jenes Urmeer, aus dem wir entstanden. Die Kollagenstränge können wir uns dabei als treibenden Seetang vorstellen. Durch dieses Urmeer schwebend können wir jede Zelle im Körper erreichen, wir haben ein Gefühl der inneren Verbundenheit. Durch die Flüssigkeit wird Information ausgetauscht, es schweben Botenstoffe an uns vorbei, im Wasser gelöst wie Farbspuren. Alle Zellen stehen über die Flüssigkeit der Matrix miteinander in Kontakt. Das Wasser spendet uns auch Wärme, es ist sozusagen wie eine uns umgebende Zellheizung, eine Heizung, die wir präzise einstellen können.

Das Wasser ist unser Fahrzeug: Als wären wir in einem langsam dahinströmenden Gewässer, werden wir überall hintransportiert, von einem Fahrzeug ohne sichtbare Form.

Wir schweben in der Matrix wie ein Seerosenblatt auf einem Teich.

Abbildung 36 ***Zellen „schweben" wie Seerosenblätter auf einem Teich***

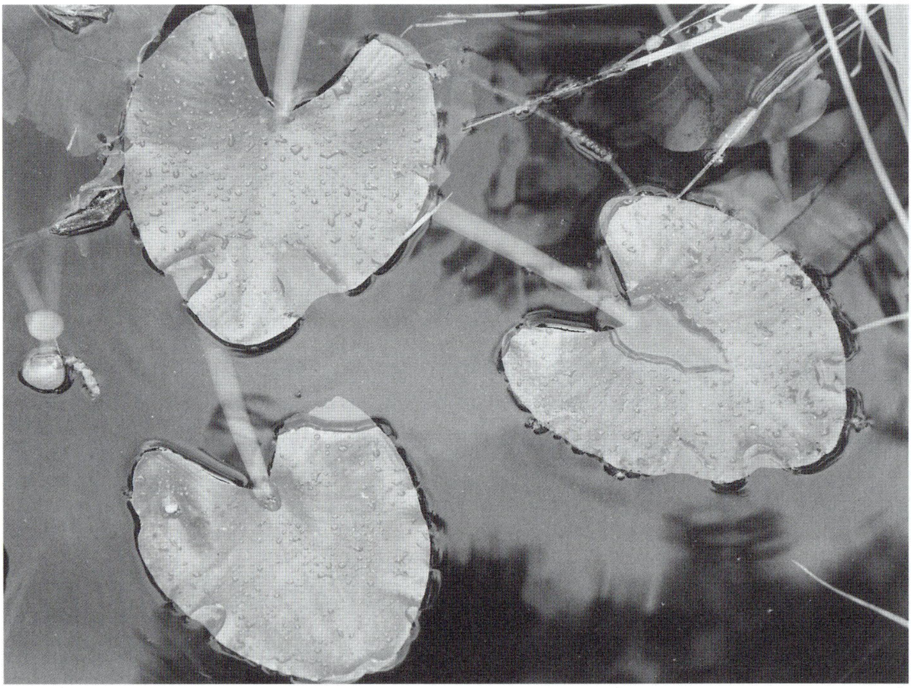

Wir führen eine Bewegung aus, ohne dieses Gefühl für die Matrix zu verlieren. Unsere Gesten werden geschmeidig von innen getragen. Möchten wir dieses Gefühl in den Alltag übertragen?

Luftmatratzen auf dem Meer

Wir stellen uns vor, die Zellen seien wie Tausende kleiner Luftmatratzen, die im Meer der Flüssigkeit schwimmen, die sie umgibt. Die Zellen schweben auf diesem Meer, ruhen auf diesem Meer. Die Zellen sind gelassen und entspannt, es herrscht Feriengefühl in allen Geweben. Weil wir dieses Gefühl in allen Geweben erzielen können, können sich die Zellen regenerieren. Wir unterstützen diesen Zustand durch eine mentale Formel: „Meine Zellen ruhen, meine Zellen regenerieren."

Nach etwa 10 bis 15 Minuten kehren wir aus der Ruhe zurück und genießen das Gefühl von flüssigkeitsumgebenen und -getragenen Zellen auch im Stehen und Gehen.

Die Haut – schützender Mantel aus Zellen

Die Haut ist das größte Organ des Körpers, sie umgibt uns wie ein schützender Mantel und bildet unsere physische Abgrenzung gegenüber der Umwelt. Diese Abgrenzung ist aber keineswegs wie eine Wand, sondern durchlässig und vor allem sensibel. Im Embryo entsteht die Haut aus demselben Keimblatt wie das Nervensystem und sie hat auch beim Erwachsenen noch eine enge Bindung an das Nervensystem. Das Ausstrahlen von Schmerz auf die Haut infolge Drucks auf einen Rückenmarksnerv ist relativ häufig. Hautausschläge und verschiedene Hauterkrankungen sind manchmal auf eine Disharmonie und auf Stress im Nervensystem zurückzuführen. Genauso können wir aber im Positiven über die Haut auf unsere Nerven wirken. Dies erzeugt ein wohliges inneres Gefühl der Harmonie im ganzen Körper.

Zusammensetzung, Aufgaben und Fähigkeiten der Haut

Die Haut ist neben den Muskeln unser größtes Sinnesorgan. Unsere Muskeln (genauer: die Propriorezeptoren in Muskeln und Sehnen) lassen uns erleben, wie schnell und dynamisch wir uns bewegen und in welcher Position wir gerade sind. In der Haut liegen Millionen von Nervenendorganen, die Wärme und Kälte, Zug und Druck und vieles mehr unterscheiden können. Mit Hilfe der Haut können wir Bewegung wahrnehmen. Beugen wir zum Beispiel den Ellbogen, so wird die Haut außen gedehnt und innen etwas aufgefaltet, die „Dehnungssinnesorgane" in der Haut melden dem Gehirn (neben anderen Organen in den Muskeln und Sehnen) den Bewegungsvorgang.

Die Haut ist ein ultrasensibles Radar, das die feinsten Veränderungen in der Umgebung wahrnehmen kann. Die Haut ist nicht überall am Körper gleich sensibel. Besonders empfindsam und differenziert kann sie im Gesicht sowie an den Händen und Füßen spüren. Blinde lesen mit ihren Fingerspitzen und entwickeln auch sonst große Sensibilität in der Haut, die sozusagen ihre Augen ersetzt. Die Rückenhaut allerdings ist relativ unsensibel. Frauen haben im Allgemeinen eine bessere Spürempfindung in der Haut als Männer. Dafür haben die Männer eine dickere Haut, vor allem am Rücken.

Die Haut besteht aus verschiedenen Schichten, die auf einer dünnen Bindegewebs-Fettschicht liegen. Diese liegt wiederum auf der Muskulatur. Die dünne

Bindegewebs-Fettschicht unter unserer Haut ist für Säugetiere außergewöhnlich und wird manchmal als eine Anpassung an das frühere Leben im Wasser gedeutet. Diese Fettschicht ist nämlich bei Robben besonders ausgeprägt.

Die Haut atmet und ist auch ein Entschlackungsorgan. Wir können durch die Haut Sauerstoff aufnehmen und Gifte abgeben. Neben den Lungen, dem Darm, der Leber und den Nieren ist die Haut unser wichtigstes Reinigungsorgan. Ungesunde Ernährung und schlechte Trinkgewohnheiten können sich in der Haut zeigen.

Die menschliche Haut unterscheidet sich von der tierischen durch das fast völlige Fehlen von Haaren. Was beim Tier als ästhetisch gilt, ein schönes Fell, ist beim Menschen unbeliebt. Haare sind fast nur noch auf dem Kopf, bei Männern vielleicht noch auf der Brust. Wieso es in der Evolution dazu kam, ist unklar. Hat es Vorteile für die Wärmeabgabe? Brauchen wir Haar nur am Kopf, weil wir aufrecht gehen? Jedenfalls entstand dank der nackten Haut die Kleidermode, ein kreatives Tummelfeld der Menschheit.

Die Haut selbst ist eine komplexe Bekleidung, die aus grundsätzlich zwei Schichten mit Spezialeinrichtungen besteht. Die äußere Schicht ist die relativ dünne *Epidermis* aus Zellen, die eng aneinander liegen und eine Barriere gegen das Eindringen von Mikroben, Chemikalien und Strahlung bilden. Darunter befindet sich die bindegewebsartige Dermis, die aus verstreuten Zellen mit viel Grundsubstanz aufgebaut ist. Beide Schichten enthalten zahlreiche Sinnesorgane. Die Epidermis ist das Produkt einer Zellschicht, die dicht über der Dermis liegt. Diese Haut-Stammzellen produzieren ständig neue Hautzellen, die an die Oberfläche geschoben werden und dabei immer flacher werden. Die reproduzierenden Stammzellen sind sozusagen eine Hebebühne, die die darüberliegenden Zellen an die Oberfläche tragen. Dort sterben diese ab und bilden eine schützende Schicht harter, flacher Zellen (Stratum corneum).

Die *Dermis,* die viel dicker ist als die Epidermis, besteht aus kollagenen Fasern, Blut und Lymphgefäßen sowie aus glatten Muskelzellen und Nervenendungen. Makromoleküle (Glykosaminoglykane) in der Matrix der Dermis sorgen für das Binden von Wasser und für die Festigkeit der Haut. Kosmetika werben unter anderen mit „Glykanen", die die Haut straffen sollen. Die Haut enthält auch elastische Fasern, die ihr erlauben nach einer Dehnung wieder in ihre Ausgangslage zurückzukehren. Eine permanente Dehnung erfährt die Haut durch die Schwerkraft, die sie andauernd nach unten „stretcht".

In der Haut befinden sich Schweißdrüsen, die zur Gruppe der exokrinen Drüsen gehören. Exokrine Drüsen geben ihr Sekret nach außen ab, im Gegensatz zu den endokrinen Drüsen, die ihre Produkte in die Blutbahn leiten.

Die Haut verändert sich im Laufe des Lebens. Kinderhaut ist samtig weich, relativ trocken, glatt und ohne Falten. Die Drüsen sind noch wenig aktiv. In der Pubertät wachsen mehr Haare, die Haut wird generell etwas dunkler und es kann Akne entstehen. Eine alternde Haut, die dem Einfluss von Wind und Sonne ausgesetzt ist bzw. war, bildet vermehrt Falten, sie wird trockener und beginnt zu erschlaffen.

Die Haut ist von Natur aus sehr gut durchblutet, viel besser als nötig wäre, um sie zu ernähren. Dies weist auf weitere Funktionen der Haut hin: Sie ist unser Kühlungssystem. Wenn es kalt ist, ziehen die Gefäße in der Haut sich zusammen, um Wärme zu konservieren; ist es warm oder machen wir ein intensives Training, so entspannen sich die Hautgefäße, das Blut kann sich an der Oberfläche abkühlen. Der von der Haut verdunstende Schweiß hilft bei der Abkühlung mit.

Die Haut ist auch wichtig für den Blutdruck. Der Blutfluss kann durch winzig kleine Schließmuskeln in den Gefäßen kontrolliert werden. So wird das Blut entweder direkter oder auf vielen Umwegen durch die Haut geleitet, je nachdem ob der Blutdruck gesteigert oder gesenkt werden soll. Die Situation ist vergleichbar mit einem Schleusensystem, mit dem eine gleiche Menge Wasser auf *weniger* oder aber *mehr* Kanäle verteilt werden kann. Soll der Blutdruck gesenkt werden, so öffnen sich die Schleusen und das Wasser verteilt sich auf *viele* Kanäle, der Pegel (Blutdruck) sinkt. Werden die Schleusen geschlossen, so konzentriert sich das Wasser auf *weniger* Kanäle, der Pegel (Blutdruck) steigt.

Die Haut enthält sehr viele Lymphgefäße, die sie wie ein dichtes Netz, wie ein Maschengewebe durchziehen. Die Lymphgefäße besitzen keine, die Venen nur wenig eigene Muskulatur. Für guten Durchfluss des Blutes sind diese Gefäße auf äußere Einwirkungen wie Bewegung, Muskeldruck, Massage und Wärme angewiesen. So kann mit Hilfe von Bewegung die Entschlackung der Haut stark gefördert werden. Bei allen Haut- und Gefäßproblemen bildet Bewegung eine der wichtigsten Therapien.

Die Hautfarbe hängt zum Teil von der Durchblutung der Haut, in der Hauptsache aber von der Präsenz des Hautpigments Melanin ab. Melanin wird von den Melanozyten produziert, Zellen, die bei allen menschlichen Rassen in gleicher Zahl vorhanden sind. Die dunkle oder helle Hautfarbe entsteht durch die Menge an Melanin und an Melanosomen (kleinen Pigmentkörpern), die von den Melanozyten produziert wird. Sonnenbräunung ist *nicht* etwa eine *Vermehrung* von Pigmentzellen, sondern Resultat größerer Aktivität der Melanozyten. Pigmentkörperchen haben die vorzügliche Eigenschaft, sich wie ein Dach über den Zellkern zu legen, um diesen vor schädlichen Ultraviolett-Strahlen zu schützen. Melanin und Pigmentkörperchen können auch an benachbarte Zellen abgegeben werden, so dass auch diese vor Schaden bewahrt werden.

Die Epidermis enthält so genannte Langerhans-Zellen, benannt nach ihrem deutschen Entdecker Paul Langerhans. Lange war deren Funktion nicht bekannt, fielen sie doch durch interessante, wie Tennisschläger geformte Organellen auf. Heute ist erwiesen, dass die Langerhans-Zellen eine bedeutende Funktion für unser Immunsystem haben. Dank ihrer großen Außenfläche, die mit Rezeptoren übersäht ist, dienen sie als kompetente Wachposten für das Immunsystem an der Außenseite des Körpers. Eindringlinge können früh identifiziert und entsprechender Alarm kann gleich an das Immunsystem weitergeleitet werden.

Innere Quellen

Ein Viertel der Flüssigkeit, die wir täglich zur Verfügung haben, wird von den Mitochondrien sozusagen als Nebenprodukt bei der Energiegewinnung hergestellt. Wer Gelegenheit hat, ab und zu in der Sauna zu sitzen, sollte sich das Gefühl des austretenden Schweißes genau merken und dieses auf die Mikroebene des Körpers übertragen: So können wir leichter visualisieren, wie die Mitochondrien Wasser „schwitzen". (Sie produzieren außerdem ATP, freie Radikale, CO_2.)

Wir wählen eine Stelle unserer Hautoberfläche aus, die sich trocken, spröde oder faltig anfühlt, und legen eine Hand darauf.

Wir stellen uns vor, wie die Mitochondrien unter unserer Hand Flüssigkeit produzieren und im Gewebe verteilen. Wir verweilen eine Minute mit diesem Gedanken.

Wir nehmen die Hand weg und spüren vermutlich, dass diese Stelle sich weicher, sanfter und straffer anfühlt. – Diese innere „Flüssigkeitskosmetik" steht uns jederzeit zur Verfügung.

Vitamin D als Zellschutz

(Vitamin D bildet einen wichtigen Schutzfaktor für die Zellmembran. Dieses Vitamin ist ständig damit beschäftigt, schädliche Antioxidantien zu neutralisieren.)

Wir legen unsere Hände auf das Gesicht oder auf eine andere Hautregion. Wir stellen uns vor, dass wir die Aktivität des Vitamins D in der Zellmembran wahrnehmen können. Wir schicken dem Vitamin D unsere Gedankenkraft, so dass es seine Arbeit vollständig und ausdauernd ausführen kann. Dadurch wird die Zellmembran elastischer und weicher, fühlt sich geschmeidig an und sieht heller aus. Wir können die Arbeit des Vitamins D anschaulich nachvollziehen.

Stammzellen – die Multitalente

Stammzellen sind so genannte pluripotente Zellen, eine Art Ahnenzellen. Sie teilen sich und stellen dabei eine Kopie von sich selbst und eine Gewebezelle her. Sie sorgen dafür, dass neues Gewebe aufgebaut wird, ohne dass sie selbst aussterben. In letzter Zeit häufen sich die Berichte über Stammzellen. Forscher entnehmen sie den Embryonen und versuchen sie in bestimmte Zellarten zu verwandeln. Es ist sogar schon gelungen, bei einem Erwachsenen Stammzellen aus dem Knochenmark in Nervenzellen zu verwandeln. Stammzellen können sich der Umgebung anpassen. Bildlich gesprochen: Sie verwandeln sich in Bäcker, wenn man sie in eine Backstube stellt, und in Schreiner, wenn man sie in eine Schreinerei stellt. Sie haben das Potential jede Aufgabe im Körper zu übernehmen. Haben sie einmal eine bestimmte Aufgabe übernommen, so bleiben sie bei dieser, sie können sich dann nicht mehr zurückverwandeln.

Stammzellen als Hauterneuerer

Wir legen unsere Hände auf eine Hautstelle. Wir stellen uns vor, dass in der Epidermis ständig frische Zellen geboren werden. Wir senden den Stammzellen Kraft, damit sie diese Erneuerung der Haut mit vollem Elan vorantreiben können. Wir stellen uns vor, dass alle schädlichen Einflüsse gebannt sind. Die Zellkerne sind geschützt und gesund.

Nährstoffe für die Haut

Wir visualisieren unsere Dermis und die darin enthaltenen Bindegewebszellen. Wir stellen uns vor, dass diese Zellen reichlich wasserbindende

Makromoleküle produzieren. Diese Moleküle (Glykosaminoglykane) binden liebevoll das Wasser in der Haut. Unsere Haut wird straffer und voller. Genügend Wasser zwischen den Zellen sorgt dafür, dass sich die Haut hell, leicht und gut genährt anfühlt. Die Zellen produzieren auch reichlich Fasern, um die Jugendlichkeit der Haut zu gewährleisten. Die Haut wird vollständig durchblutet, so dass die Hautzellen bestens ernährt sind. Die Immunzellen der Haut (Langerhans-Zellen) sind wach, die Lymphgefäße reinigen die Haut von innen heraus.

Wir versuchen dieses Gefühl in der gesamten Haut des Körpers gleichzeitig zu entwickeln: Unsere Haut hat genügend Wasser und Fasern, sie ist gereinigt und wach.

Die Haut als Sinnesorgan

Wie bereits erwähnt ist die Haut ein Sinnesorgan, das eng mit dem Nervensystem verbunden ist. Sie leitet Informationen über unsere Umgebung und Bewegung zum Gehirn, und wenn eine schnelle Reaktion von Nöten ist, leitet sie die Information zum Rückenmark, um eine Reflexhandlung auszulösen. Ist das Gehirn mit Wahrnehmungen aus der Haut gut versorgt, so beruhigt uns dies und nimmt uns Stress. Genügend Bewegung und angenehme Berührung – sie halten das Sinnesorgan Haut wach und das Altern wird dadurch gebremst.

Bewegung, die bewusst wahrgenommen wird, ist die hilfreichste. Bewegen wir uns, ohne zu spüren, so ist dies für das Nervensystem wenig aufbauend. Wenn wir beginnen, unsere Bewegung *in der Haut zu spüren*, so ist dies Fitnesstraining *par excellence* für die Haut.

Die Haut spüren durch Bewegung

Erleben wir unsere Haut als warmen, schützenden Überzug! Wir konzentrieren uns auf eine Körperstelle und stellen uns vor, wie die Haut beispielsweise auf dem rechten Arm ruht. Wir bewegen unseren rechten Arm und stellen uns vor, wie der Arm die Haut umherträgt und wie die Haut durch unsere Bewegungen gedehnt und geformt wird. Wir strecken die rechte Hand nach vorne und spüren, wie ihre Knochen und Muskeln unter der Haut aktiv sind. Wir beugen und strecken den Ellbogen und das Handgelenk und spüren die Hautdehnung außen die Hautfaltungen innen. Wir erleben die Haut als angenehm bewegten Strumpf um den Arm. Millionen von Hautzellen auf der „Arm-Achterbahn“ frohlocken wegen der stimulierenden Bewegung.

Nun vergleichen wir, wie sich unsere beiden Arme anfühlen. Der rechte Arm fühlt sich wahrscheinlich lebendiger und geschmeidiger an. Wir wiederholen die Übung mit dem linken Arm.

Mit der Haut Bewegungen auslösen

Wir sind es gewohnt unsere Bewegungen von den Gelenken und Muskeln her auszulösen. Wir geben unserer Haut nun die Chance dasselbe zu erleben.

Wir stellen uns vor, wir könnten von unserer Haut her Bewegung auslösen. Wenn wir den Kopf nach rechts wenden, so ist es die Haut des Gesichts, die sich nach rechts wenden möchte. Wenn wir den Kopf nach links wenden, ist es die Haut des Gesichts, die sich nach links wenden möchte. Wir schauen nach oben und wieder nach unten, die Haut leitet die Bewegungen ein. Der Kopf folgt willig den Ideen der Gesichtshaut.

Wir können diese „Hautbewegung“ auf den ganzen Körper übertragen. Wenn die Haut den Arm nach vorne bewegen möchte, so streckt sich der Arm nach vorne, wenn die Haut das Bein nach vorne bewegen möchte, so machen wir einen Schritt. Wir spielen mit diesen Gedanken und stellen fest, dass sich unsere Körperwahrnehmung steigert. Unsere Haut ist ein Kommunikationsmittel, das wir bewusst einzusetzen wissen.

Mit der Haut Muskeln entspannen

Über die Haut können wir unsere Muskeln entspannen. Dies ist aus verschiedensten Massagetechniken wohl bekannt. Genauso könnten wir aber im Alltag mit „Hautbewusstsein“ unsere Muskeln lockern.

Wir stellen uns vor, die Schulterhaut ruhte weich und warm auf den Schultermuskeln. Schon der Gedanke daran lässt unsere Schultermuskeln sich entspannen.

Wir stellen uns vor, wie die Rückenhaut auf den Rückenmuskeln ruht, warm und schwer. Schon entspannen sich die Rückenmuskeln.

Im Alltag rufen wir folgenden Gedanken wach: Meine Haut ist ein „Spannungsmonitor" und sorgt dafür, dass die Muskeln immer locker bleiben. Ist ein Muskel verspannt, so legt sich die Haut wie eine eingebaute Massagehand auf diesen Muskel und lässt die Verspannung schmelzen – an jeder beliebigen Körperstelle.

Gedankenkraft und junge Haut

Junge Leute denken im Allgemeinen nicht oft an das Altern und meinen ihrem Körper einiges zumuten zu können. Wenn sie den Körper überstrapazieren, verursacht das meist noch keine unmittelbaren Beschwerden. Die Regenerationskraft ist noch stark ausgeprägt.

Das mit dem Älterwerden verbundene körperliche „Abbauen" beginnt wie vorprogrammiert in den Zellen – außer man arbeitet dem mit mentaler Kraft und Körperbewusstsein entgegen. Die Bewusstseinskräfte sind so stark, dass man um viele Jahre jünger aussehen kann, als man tatsächlich ist.

„Heruntergekommene" Gedanken führen zu „heruntergekommener" Haut. Dies mag erschreckend klingen, aber die Qualität der Gedanken wirkt tatsächlich langsam aber sicher auf die Haut ein. Harmonische, aufbauende und liebevolle Gedanken erzeugen ausgeglichene, sympathische Haut und Gesichtszüge. Eifersucht, Hass und Boshaftigkeit haben eine subtil verzerrende Wirkung auf die Haut. Die Hauptinhalte oder -tendenzen unserer Gedanken meißeln sich langsam aber sicher in unsere Gesichtzüge ein, als wären wir eine lebende Skulptur. Auch die ständige Angst, man sähe nicht mehr so gut aus wie früher oder man müsse immer optimal aussehen, erzeugt Anspannung. Vertrauen stärkt die Zellen, dies ist eine nicht zu unterschätzende Tatsache.

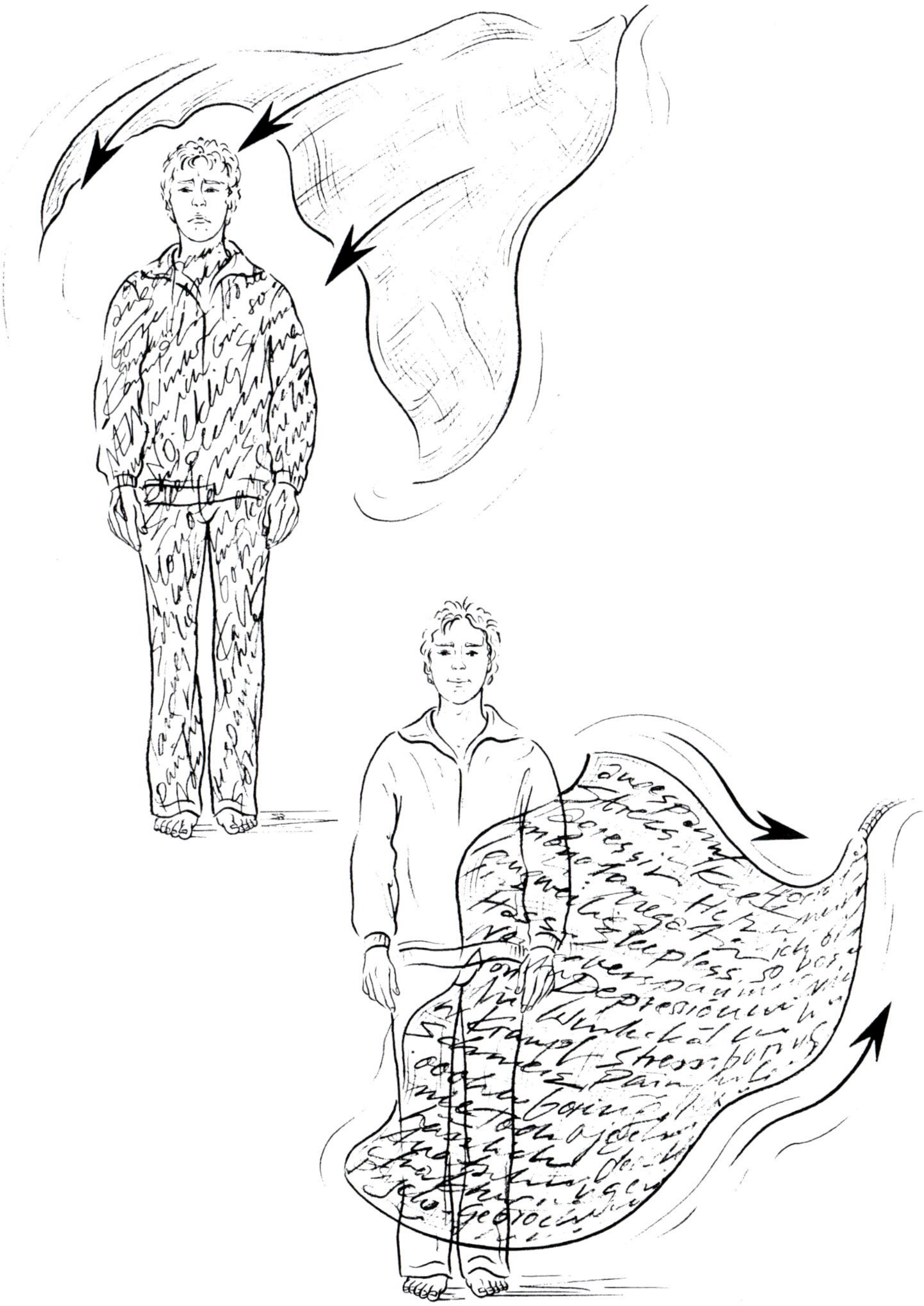

Fangnetz für negative Gedanken

Wir werfen ein imaginäres Netz über alle negativen Gedanken, die sich in unseren Zellen häuslich niedergelassen haben. Dieses Netz zieht alle negativen Gedanken wie ein Netz voll zappelnder Fische aus unserem Körper heraus! Unser Körper ist nun frei von diesen Störenfrieden und kann sich mit aufbauenden Gedanken erneuern. (Vgl. Abbildung S. 91)

„Haut-Atmung"

(Der Mensch atmet nicht nur mit den Lungen, sondern auch mit der Haut. Die „Haut-Ausatmung" ist ein Teil der Körperreinigung und kann durch regelmäßiges Bürsten, durch Saunabesuche und durch Imagination unterstützt werden.)

Wir stellen uns vor, dass unsere Haut ein riesiges (etwa 2 mal 2 Meter großes) Atmungsorgan ist. Wenn wir atmen, spüren wir, wie die Atmungsenergie sich Schicht für Schicht durch die Haut bewegt. Die Einatmung dringt in den Körper ein, packt alle Verunreinigungen und die Ausatmung trägt sie aus dem Körper hinaus. Kontinuierlich, mit jedem Atemzug, werden Verunreinigungen aus dem Körper ausgeschieden. Wir versuchen die Hautatmung auch im Gesicht wahrzunehmen.

Nach der Reinigung ziehen wir einen imaginären Schutzfilm über unsere Haut. Dieser Film lässt keine Umweltverschmutzungen mehr an unsere Haut heran.

Keine Fitness ohne Kollagen

Wer fit sein möchte, sollte sich mit Kollagen anfreunden. Kollagen ist das häufigste Protein im Körper. Dieses Protein alleine macht etwa 7 Prozent des Körpergewichts aus. Kollagen ist ein Hauptprodukt der Bindegewebszellen und sorgt dafür, dass unser Körper auf elastische Weise zusammengefügt bleibt. Ohne Kollagen wäre ein Gewebe spröde und brüchig. Weniger vertreten, aber ebenso wichtig ist das Elastin. Wie der Name besagt, ist Elastin sehr elastisch, noch viel elastischer als Kollagen, man kann es mit einem Gummiband vergleichen. Kollagen kann um etwa 5 Prozent gedehnt werden, Elastin bis 50 Prozent.

Alternde Haut verliert an Kollagen und Elastin und wird dünner. Raucher beschleunigen diesen Prozess und haben deshalb meist schon früher als Nichtraucher eine Haut mit vielen Falten.

Kollagen-Test mit der Haut

So können Sie die Elastizität testen: Packen Sie etwas Armhaut zwischen Zeigefinger und Daumen und ziehen Sie sie vom Körper weg (ohne dass es wehtut). Lassen Sie die Haut wieder los und beobachten Sie, wie Ihre Haut reagiert. Schnellt die Haut schnell wieder in ihre ursprüngliche Lage, so haben Sie noch viel Elastin und Kollagen, braucht sie dagegen eine gewisse Zeit, so ist etwas weniger von diesen Proteinen vorhanden. Beginnen Sie wahrzunehmen, dass nicht nur diese eine Stelle in ihrem Körper elastisch ist, sondern dass die gesamte Haut reichlich mit elastischen Fasern versorgt ist.

Kollagen-Stretching

Wir strecken und dehnen unsere Arme hoch und zur Seite. Wir atmen dazu bewusst ein und aus. Wir stellen uns vor, dass viele elastische Fasern gedehnt werden. Durch die Dehnung ziehen die Zellen Nährstoffe an und entlassen Schlacken aus dem Gewebe.

Wir dehnen jeden Körperbereich elastisch, während wir an die Entschlackung denken.

Wir bewegen unser Gesicht und spüren seine Elastizität. Wir schneiden eine Grimasse, lassen sie los und spüren, wie unser Gesicht schnell in die „normale“ Form zurückgeht. Wir üben dies einige Male, bis wir ein gutes Gespür für die Elastizität der Gesichtshaut haben.

Wir gehen im Raum umher. Ist unser Gang elastisch und federnd oder hölzern? Unsere Knochen bestehen aus viel Kollagen. Wir stellen uns vor, dass unsere Knochen elastisch sind – unser Gang wirkt nun federnd und Kollagen aufbauend.

Partnerübung: Zugfestigkeit fördern

(Bekanntlich wird ja *gefördert*, was *gefordert* wird – so verhält es sich auch mit dem Kollagen. Eine seiner Hauptaufgaben ist es, die Zugfestigkeit des Gewebes zu gewährleisten. Durch bewusstes, kontrolliertes Ziehen am Gewebe kann die Produktion des Kollagens und die Spannung im Bindegewebe gefördert werden. Für die folgende Übung brauchen wir eine Partnerin oder einen Partner.)

Wir legen eine Hand auf die Schulter unseres Partners, mit der anderen Hand umgreifen wir sein Handgelenk. Nun ziehen wir sanft an seinem Arm, mit dem Bewusstsein der Elastizität – es geht darum, das Dehnbare im Arm zu spüren und in den Vordergrund zu rücken. Die Dehnung sollte sanft und sehr kontinuierlich sein, auf keinen Fall ruckartig oder zu stark. Wir hören dann mit dem Ziehen am Arm auf und beginnen mit einer neuerlichen Dehnung. Wir visualisieren die vielen elastischen Stränge oder „Zugseile" im Arm, die wir aufwecken wollen.

Nach mehrmaligem Abwechseln zwischen Ziehen und Entspannen vergleicht der Partner das Gefühl in seinen beiden Armen, deren Beweglichkeit und Elastizität.

Kollagen stimulieren

Wir stehen in einer stabilen Position, die Füße in Hüftgelenksbreite voneinander entfernt und parallel. Langsam neigen wir den Kopf, dann die obere, mittlere und untere Wirbelsäule nach vorne. Wir beugen ein Wirbelgelenk nach dem anderen und nehmen das Ziehen der Schwerkraft an Kopf und Oberkörper wahr. Wir spüren das Dehnen im Rücken als ein Stimulieren des Kollagens und des Elastins, die Elastizität dieser Proteine kommt voll zum Zug. Wir spüren, wie ein Großteil des Kraftaufwandes von diesen elastischen Gewebsmaterialen übernommen wird. Die Muskeln helfen mit, überlassen aber dem Bindegewebe den größten Teil der Aufgabe.

Langsam strecken wir die Wirbelsäule wieder, indem wir zuerst das Becken, dann die untere, mittlere und obere Wirbelsäule aufrichten. Wir stellen uns vor, dass wir von der elastischen Zugkraft des Kollagens und des Elastins wieder aufgerichtet werden. Zum Schluss wird der Kopf genau über der gerade stehenden Wirbelsäule positioniert.

Wir wiederholen dieses Auf- und Abrollen zwei- bis dreimal. Nach dem letzten Durchgang stellen wir fest, dass wir uns aufrecht und locker fühlen.

Stimulieren des Kollagens **Abbildung 38**

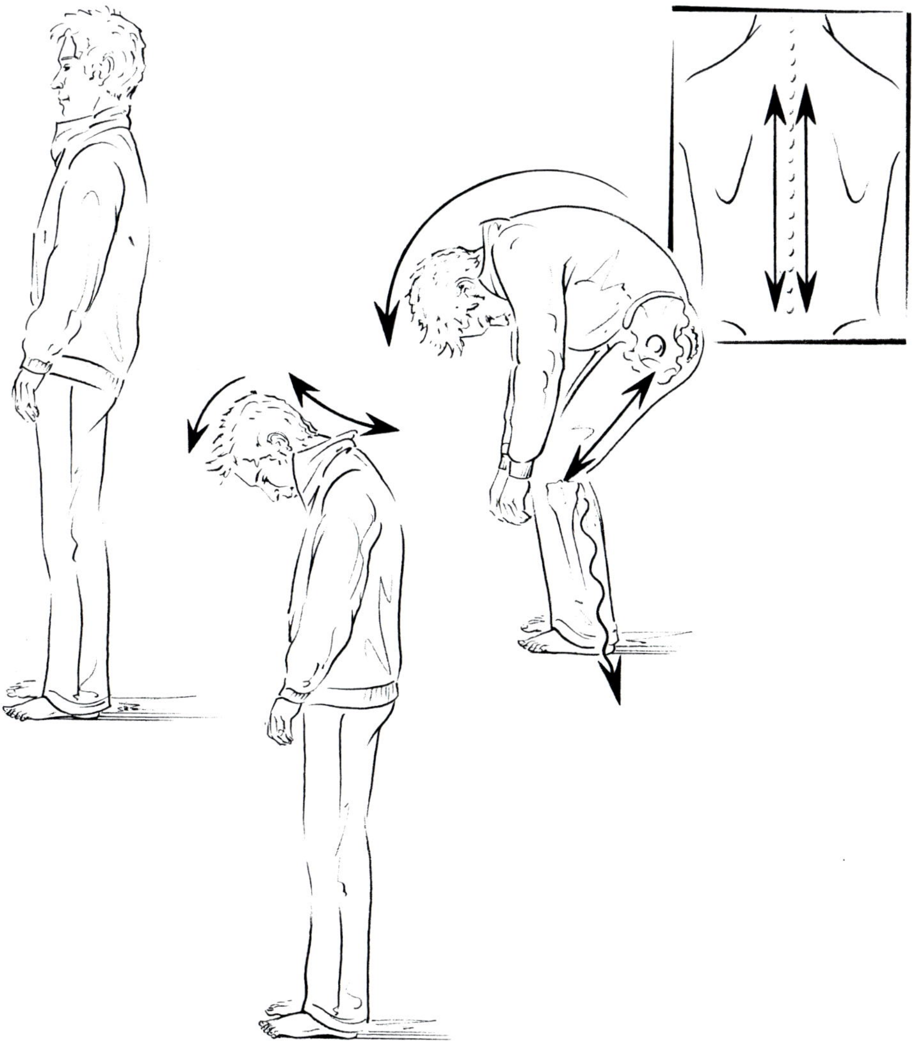

Leitbild: straffe Haut, ohne Cellulitis

(Fettzellen haben ein schlechtes Image – aus vielerlei Gründen. Ihren schlechten Ruf verdanken sie auch der *Cellulitis* (= Zellgewebsentzündung, auch „Orangenhaut" genannt). Cellulitis spricht relativ schlecht auf äußere Behandlungen an, auch wenn versucht wird, mit Fettspaltern und anderen Mitteln die Zellen auf Trab zu bringen.)

Wir stellen uns vor, dass der Fettstoffwechsel in unseren Zellen gesund und ausgeglichen ist und sein Bestes tut, um unseren ästhetischen Vorstellungen zu entsprechen. Wir visualisieren unsere Haut genauso, wie wir sie uns wünschen. Wir geben den Hautzellen ein visuelles Vorbild, ein Leitbild sozusagen.

Wir nützen jede Gelegenheit, bei der wir zu Fuß gehen können, anstatt zu fahren, und stellen uns dabei vor, dass unser Gewebe entschlackt wird und alle Flüssigkeitsstaus verschwinden. Das Bindegewebe wird stärker, elastischer und fördert ein strafferes Aussehen der Haut. Wir werden so, wie wir denken, weil wir davon überzeugt sind.

Ein anderer Körperbereich, der ein schlechtes Image hat, sind die Bandscheiben. Wird das Wort Bandscheibe erwähnt, so taucht im Kopf der meisten Menschen das Wort „Schmerz" auf. Um Probleme mit Fett und den Bandscheiben imaginativ zu lösen ist es wichtig den entsprechenden Zellen wieder ein positives Image zu geben. (Vgl. Abbildung auf S. 98 und in Kapitel 7 den Abschnitt „Ein positives Image für unser Fett!")

Erwünscht: volles, vitales Haar

Haare entstehen in der Epidermis und bestehen aus Keratin. Sie sind etwa 0,05 Millimeter dick und können bis zu 1 Meter lang werden. Es soll sogar Menschen geben mit viel längeren Haaren. Haare symbolisieren das Alter und die soziale Zugehörigkeit. Haarmoden ändern sich mit der Saison, genau wie die Kleidermode. Betrachtet man Bilder, die nur 10 oder 20 Jahre alt sind, so erkennt man ein ganz anderes „Haarverständnis", eine andere „Haarphilosophie": Frauen entfernen meist ihre Haare an den Beinen, Männer versuchen oft verzweifelt ihren Haarwuchs auf dem Kopf zu erhalten bzw. zu fördern.

Das Haar besteht aus einer Wurzel, einem Schaft und einem Muskel, der das Haar aufrichten kann (Errector pili). In der Haarwurzel befinden sich Matrixzellen, die sich reproduzieren und die Haare wachsen lassen. Diese Zellen müssen aktiv und gesund sein, soll das Haar genügend wachsen.

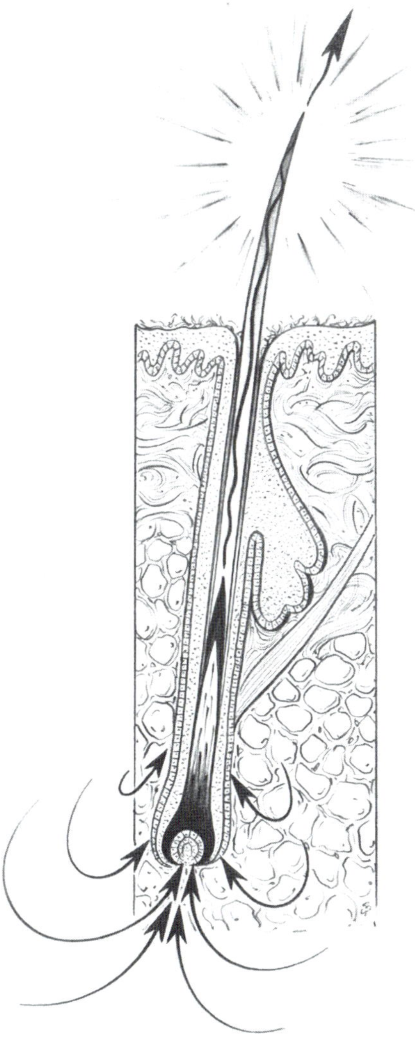

Vom Wunsch zur Wirklichkeit

Wir stellen uns vor, wie die Matrixzellen sich reichlich teilen (Mitose) und wie dadurch kräftige, schöne Haare entstehen. Wir flüstern unseren Haarwurzelzellen zu, dass sie noch viele Jahre lang aktiv bleiben sollen.

Abbildung 40 *Das schlechte Image der Bandscheiben in ein positives verwandeln*

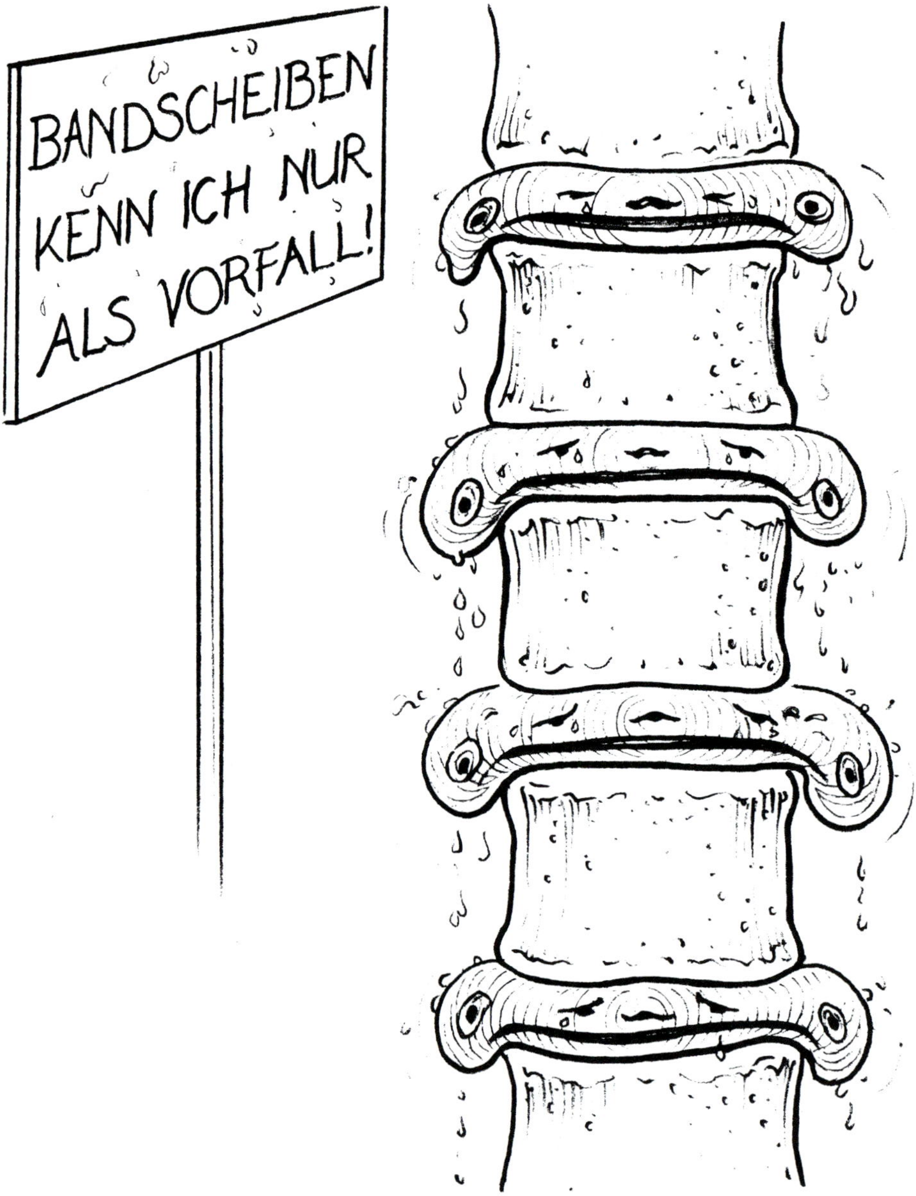

Das Gesicht – Spiegelbild der Zellgesundheit

Oft habe ich beobachtet, wie an und für sich schöne Menschen sehr schnell ihr gutes Aussehen verloren und dass andere über Jahrzehnte fast gleich gut aussehen. Sicher sind genetische Faktoren, Ernährung und Umwelt daran beteiligt, aber mehr und mehr zeigt sich –belegt durch neuere Studien, dass die Emotionen und die Gedankenwelt einen starken Einfluss auf die körperliche Befindlichkeit haben:

In einer dieser Studien wurden 122 Männer gefragt, ob sie optimistisch oder pessimistisch auf ihre erste Herzattacke reagiert hätten. Es zeigte sich, dass die mentale Einstellung der Männer bessere Voraussagen über ihre Lebenserwartung ermöglichte als die medizinischen Faktoren wie Herzfehler, Arterienverkalkung, Cholesterinspiegel oder Blutdruck. Von den 25 am pessimistischsten eingestellten Männern waren nach acht Jahren alle 25 gestorben, von den 25 optimistischsten aber nur 6! Der mentale Zustand war also der herausragende Indikator für die Gesundheit. (Quelle: Daniel Goleman, „Doctors find Comfort a Potent Medicine", in: *Herald Tribune* vom 26.11.1991, S. C1)

Wer sich in seinem Körper wohl fühlt, viel Energie hat und positiv eingestellt ist, macht auch den entsprechenden Gesichtsausdruck. Die Umgebung reagiert entsprechend positiv – und sie ist ebenfalls ein wichtiger Gesundheitsfaktor. In einer Studie mit 100 Patienten, denen eine Knochenmarktransplantation bevorstand, wurde Folgendes festgestellt: 54 Prozent der Patienten, die aussagten, sie hätten eine gute Unterstützung von Familie und Freunden erlebt, waren nach zwei Jahren noch am Leben. (Quelle: Daniel Goleman, „Comforting Makes a Comeback", in: *Herald Tribune* vom 28.11.1991, S. 9) Von *den* Menschen, die sagten, sie hätten *wenig* emotionale Unterstützung, waren nur noch 20 Prozent am Leben ... Bildlich gesprochen „badete" die erste Gruppe in den positiven Gedanken der Umgebung, während der zweiten Gruppe dieses Bad fehlte.

Ist der größte Teil der Gedanken wohlwollend und aufbauend (sich selbst wie auch anderen gegenüber), so prägt sich diese Einstellung in den Gesichtszügen und im ganzen Körper langsam aber sicher in Form von Harmonie und Schönheit ein. Die alten Griechen sagten schon, dass es für eine angehende Mutter wichtig sei, sich mit schönen Bildern und Statuen zu umgeben, denn dies habe einen Einfluss auf das Aussehen des kommenden Kindes. Dasselbe gilt für unser eigenes Gesicht. Umgeben wir uns innerlich und äußerlich mit positiven Gedanken und Bildern, so wirkt sich dies verschönernd und heilend auf unser Gewebe aus.

Meditation für das Gesicht

Wir stellen uns die verschiedenen Gewebeschichten des Gesichts vor: die oberste Schicht, die aus dicht aneinander gereihten Zellen besteht, dann das darunter liegende Bindegewebe und schließlich die Muskeln. Wir spüren, wie diese Schichten aufeinander ruhen, wie die Muskeln das Bindegewebe tragen und wie das Bindegewebe (Dermis) die Haut (Epidermis) trägt. Wir atmen in die verschiedenen Schichten hinein und wieder aus: drei Atemzüge für die Außenhaut, drei für das Bindegewebe und drei für die Muskulatur.

Nun stellen wir uns vor, dass all diese Schichten miteinander kommunizieren. Diese Kommunikation sorgt dafür, dass unser Gesicht elastisch und entspannt bleibt und seine Oberflächenspannung beibehält. Wir visualisieren starkes Kollagen im Gewebe, um eine ideale Spannung zu gewährleisten. Unsere besondere Aufmerksamkeit gilt den Augenlidern und der Haut um die Augen herum. Hier ist es besonders wichtig, dass genügend Kollagen und Elastin vorhanden sind. Ebenso konzentrieren wir uns auf die Haut um die Lippen und im Lippenmuskel selbst. Damit sie keine Falten bekommt, visualisieren wir die elastische, federnde Kraft des Kollagens und der Muskulatur des Gesichts.

Gymnastik für das Gesicht

(Gesichtsübungen, die ohne bewusste Wahrnehmung der Haut ausgeführt werden, sind nicht sehr wirksam und können sogar mehr Falten erzeugen. Training verbessert das, was wir trainieren. Wenn wir im Stress sind und dann Gesichtsübungen ausführen, verankern wir den Stress nur noch mehr in der Haut. Die *Qualität* des Übens macht seine Wirksamkeit aus.)

Wir bewegen den Mund in verschiedene Richtungen. Wir machen runde Lippen und breite Lippen. Wir ziehen die Mundwinkel hoch und senken sie wieder. Wir machen die Augen weit auf und kneifen sie dann zu. Wir stellen uns vor, dass die Gesichtszellen lächeln, während sie sich recken und strecken.

Die Augen und der Mund sind von kreisartigen Schließmuskeln umgeben. Sind diese Muskeln eng, so wird die Gesichtshaut in Mitleidenschaft gezogen. Wir stellen uns vor, wie die Ringmuskeln um beide Augen sich weiten – wie Ringwellen auf der Wasseroberfläche eines Sees. Auch der Ringmuskel um den Mund weitet sich. Wir stellen uns vor, wie alle drei Ringmuskeln des Gesichts sich gleichzeitig ausweiten.

Lifting für das Gesicht

Wir legen die Hände auf das Gesicht und stellen uns vor, dass die Haut, die wir gerade berühren, von unseren Händen getragen wird. Wir lassen die Haut in unseren Händen ausruhen.

Nun stellen wir uns vor, wie die Hautzellen mit frischem Quellwasser gereinigt, durchgespült werden. Wir spüren, wie die Zellen dank des sich aufbauenden Bindegewebes geliftet werden und nun genügend Raum einnehmen können.

Wir stellen uns vor, dass die Haut, die wir gerade berühren, nach oben schwebt. Die Fasern des Gesichts, das Kollagen und das Elastin werden fester und ziehen jede einzelne Gesichtszelle nach oben. Die Wirkung, die die Schwerkraft über viele Jahre hinweg hinterlassen hat, wird aufgehoben. Die Zellen positionieren sich jugendlich angehoben im Gesicht.

Wir nehmen unsere Hände weg und spüren unser durch Imagination (sehr kostengünstig) geliftetes Gesicht.

Chi Gong für das Gesicht

In den fernöstlichen Techniken des Chi Gong und des Tai Chi wird körperliche Gesundheit durch geschmeidige Bewegung und Energiebewusstsein erlangt. Mit eben diesem Gedanken sollten wir auch unsere Gesichtshaut trainieren.

Wir hören sanfte, geschmeidige Musik – dazu eignen sich Flöten, Geigen, Harfen. Langsam beginnen wir die Gesichtshaut zu bewegen. Welche Muskeln dabei eingesetzt werden ist unwichtig. Nach Lust und Laune bewegen wir die Lippen, dehnen den Mund, bewegen die Backen. Wir führen die Bewegungen fließend aus, ohne ruckartige Momente. Wir stellen uns vor, dass die Haut auf der Muskulatur einen Tanz ausführt. Dieser Tanz erfreut die Haut und bringt sie zum Lachen. Es ist der Freudentanz der Hautzellen. Die Haut bewegt sich geschmeidig und elegant.

Sensible Haut für das Gesicht

Wir bewegen den Kopf in verschiedene Richtungen (vorwärts, seitwärts, nach oben und unten) und spüren dabei, wie die Haut, wie ihre Millionen von Zellen von Ort zu Ort getragen werden. Wir spüren, wie die Hautzellen bewegungssensibel sind. Sie nehmen jede Stellungsveränderung wahr, jede Drehung, jedes Neigen. Wir spüren auch die Haut am Nacken und am Hals in Bewegung.

Wir spüren nun, wie die Luft, die uns umgibt, die Gesichtshaut durchdringt und massiert. Wir gehen langsam im Raum umher und spüren, wie das Gesicht die Luft durchdringt und von ihr massiert wird. Wir nehmen wahr, wie jeglicher Stress mit dieser Wahrnehmung aus der Gesichtshaut gelöscht wird.

Der Modiolus

Der Modiolus ist ein kleiner, aber wichtiger Punkt für die Gesichtsmuskulatur. Er ist ein Knotenpunkt, der Nabel des Gesichts. Wie eine Radnabe vereinigt der Modiolus viele radial nach außen strahlende Muskelansätze. Ist diese Stelle verspannt, so beeinflusst dies die Spannung im ganzen Gesicht. Die Gesichtsmuskulatur ist über das vegetative Nervensystem mit unserem emotionalen Zustand verknüpft. Sind wir entspannt und ausgeruht, zeigt sich dies im Gesicht, das Umgekehrte gilt aber auch. Wenn wir das Gesicht entspannen, hat dies eine lösende und regenerierende Wirkung auf das ganze Nervensystem. In der (indischen) ayurvedischen Medizin gibt es deswegen spezielle Gesichtsmassagen, die den Zustand des gesamten Nervensystems beeinflussen. Auch im Westen gibt es verschiedene Massagemethoden mit diesem Ansatz.

Am besten findet man den Modiolus, indem man mit Daumen und Zeigefinger die Wange packt, etwa einen Zentimeter neben dem Mundwinkel. Dieser Punkt und fühlt sich etwas dicker an als die übrige Wange. Wir können nun diese Stelle zwischen unseren Fingern sanft massieren. Wir lassen unsere Fingerspitzen an dieser Stelle kreisen und stellen fest, dass sich auch die Schultern und der Nacken entspannen.

Gesichtsmuskeln und Modiolus **Abbildung 41**

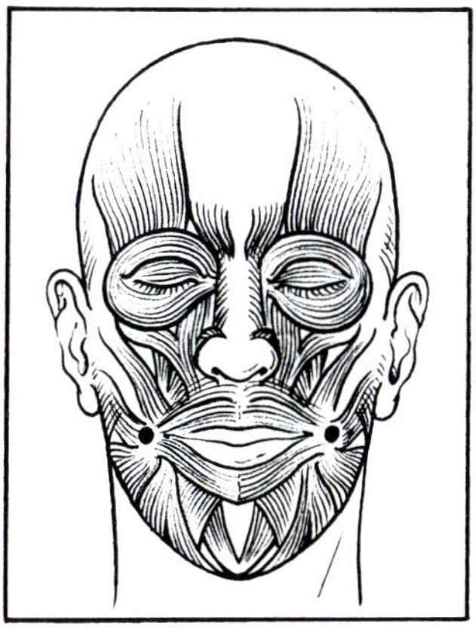

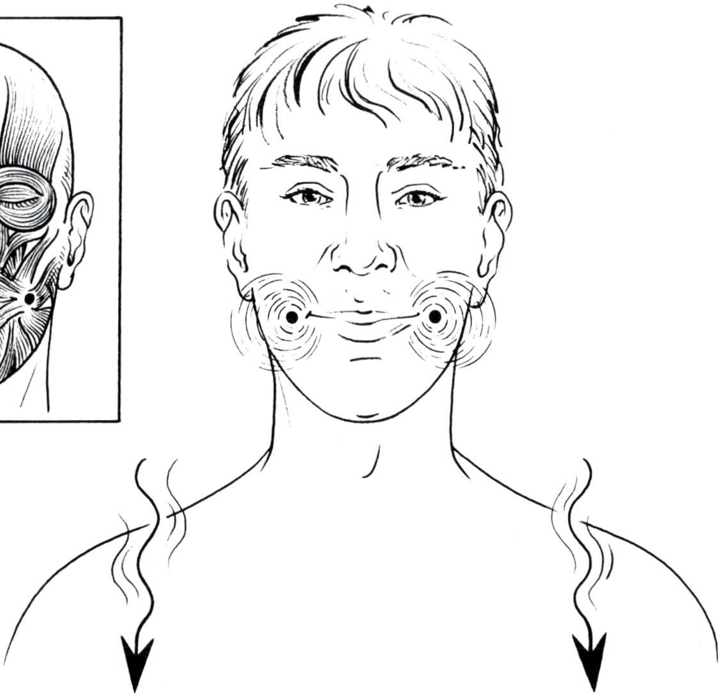

Wie die Hand, so das Gesicht

Die Spannungszustände der Hände und des Gesichts sind nahe verwandt. Wir beobachten die Spannung in der Gesichtsmuskulatur, während wir die Handbewegungen machen. Besondere Aufmerksamkeit widmen wir dabei der Zunge sowie den Ringmuskeln um die Augen und um den Mund herum:

Wir spannen die Handmuskulatur an und entspannen sie wieder, während wir das Gesicht beobachten.

Wir machen Fäuste und schütteln dann die Hände locker aus, während wir das Gesicht beobachten.

Wir strecken die Finger in die Länge, während wir das Gesicht beobachten.

Wir bewegen die Finger und die Zehen wie Krallen und beobachten das Gesicht. Wir entspannen die Finger und Zehen und beobachten das Gesicht.

Nun halten wir mit der linken Hand unser rechtes Handgelenk und schütteln es locker aus. Wir stellen uns vor, dass die Handknochen und insbesondere die Handwurzelknöchelchen kleine, bimmelnde Glöckchen sind.

Nach etwa einer Minute lassen wir los und stellen fest, dass Gesicht und Schultern auf der rechten Seite entspannter sind. Wir wiederholen die Übung auf der anderen Seite.

Abbildung 42 ***So lockern wir das Handgelenk***

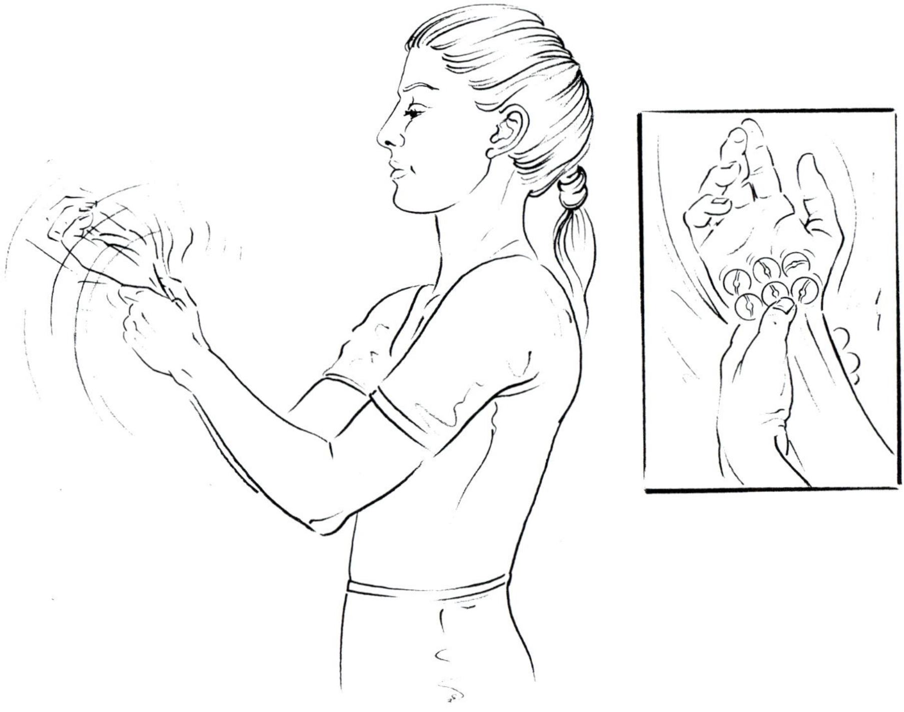

Kopfschmerzen vertreiben – mit liebender Berührung

Kopfschmerzen machen kein gutes Gesicht. Wer viel darunter leidet, dem reicht schon die Vorahnung dazu, das Gesicht zu verdunkeln. Hierzu möchte ich eine Erfahrung mitteilen, die ich einmal machte.

Einmal bekam ich auf einem Schiff starke Kopfschmerzen. Ich versuchte verschiedene Visualisationstechniken, zunächst mit wenig Erfolg, und war folglich etwas enttäuscht. Ich wusste aber, dass ich immer, wenn so etwas passiert, etwas lerne. Ich litt unter den immer stärker werdenden Schmerzen, sagte mir aber: „Ich bin bereit, das zu lernen, was ich hier zu lernen habe, ich bin offen für diesen Lernschritt." Dies ist zwar in solch einem Augenblick sehr schwierig, ich wollte natürlich die Schmerzen los sein, und Lernschritte sind eher mit *Wohlgefühl* im Körper zu machen. Ich hatte aber schon in anderen Situationen festgestellt, dass das Abschalten des Jammerdenkens („Oh, wie viel Pech ich habe! Wieso passiert das gerade jetzt? Immer *ich* …") und das Anschalten des konstruktiven Denkens („Von allen Lektionen ist diejenige, welche einem gerade passiert, die beste.") den Genesungsprozess auslösen konnte.

Ich entsann mich auf den Zusammenhang von Bewegung und Berührung. Die Liebe zur Bewegung lässt sich über die Hände mitteilen. Indem ich gegenüber dem Gewebe eine tiefe Verehrung, Bewunderung und Liebe empfand, konnte das Berühren schmerzender Stellen bei Klienten schon viel Linderung bringen. Ich aktivierte also nun die Schwingung der Liebe, das Gefühl der Liebe in meinen Händen und berührte meinen Kopf. Sofort begann der Schmerz zu schwinden, es gab aber noch bestimmte Stellen, die Widerstand leisteten. Ich goss einfach mehr Liebe darüber. Als sich nun die Liebe in jeder Zelle festgesetzt und diese Schwingung die Schmerzschwingung neutralisiert hatte, war das Kopfweh weg, innerhalb von Minuten.

Schmerz – Gegenpol der Liebe

Der Schmerz, so stellte ich fest, ist wie die Antimaterie oder das Gegenteil der Liebe. In gewissem Sinne liegt er (bitte nicht erschrecken) sehr nahe bei der Liebe, weil er den Gegenpol zu ihr bildet. Der Schmerz war also das Sprungbrett, die Triebfeder für eine Einsicht, ein Erkennen, einen Lernschritt. Was auf keinen Fall heißen soll, dass man sich absichtlich Schmerzen suchen oder sie gar erzeugen soll, das wäre Masochismus. Aber wenn der Schmerz da ist, kann man versuchen konstruktiv mit ihm umzugehen.

Oft leistet eine Stelle, der man Liebe geben will, Widerstand und fühlt sich so an, als wolle sie nichts Derartiges in sich hineinlassen. Es kann auch sein, dass das

Gewebe vor dem inneren Auge dunkel aussieht. Der Raum um diese Stelle herum fühlt sich verwirrt und dicht an, nicht luftig und hell. Dies ist häufig der Fall bei Verletzungen.

Abbildung 43 ***Kerzen erhellen die Zellen***

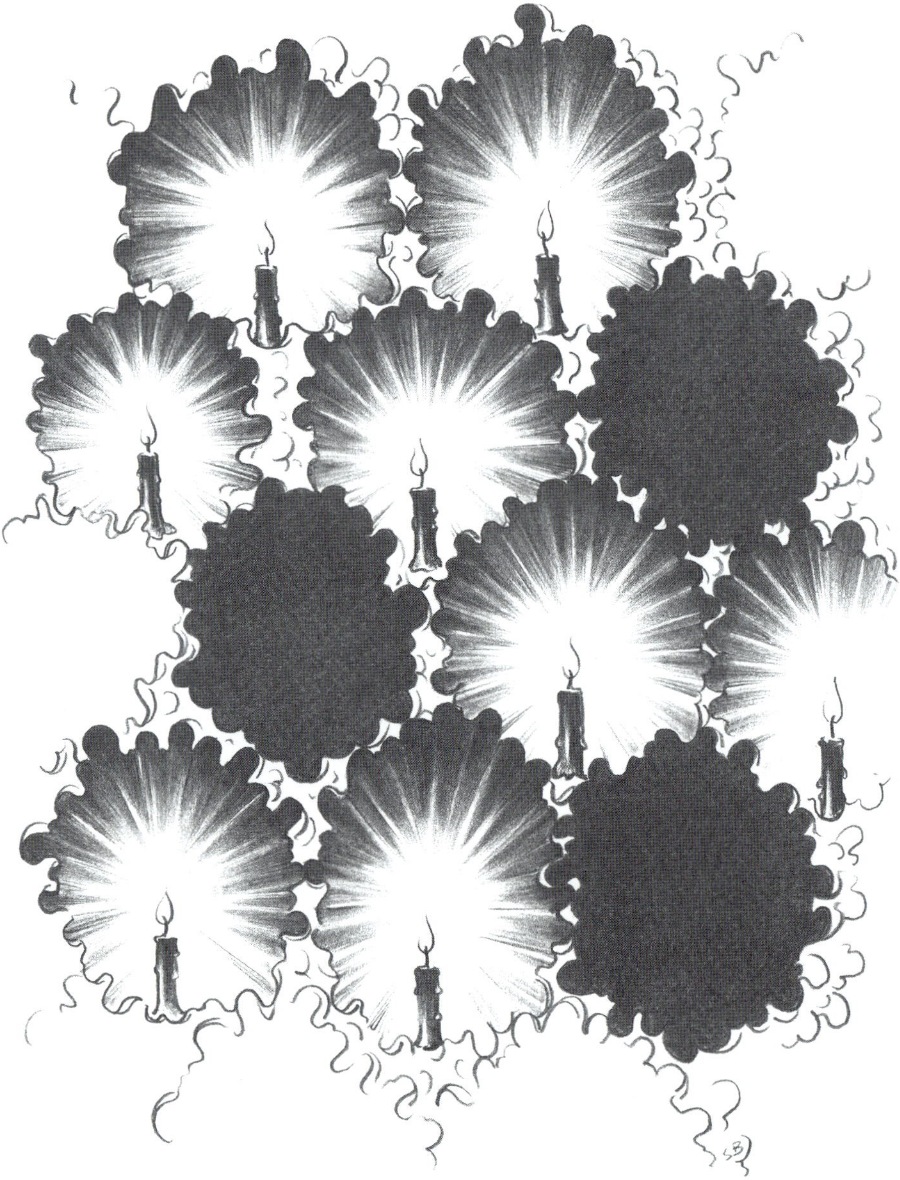

Licht ins Dunkel der Zellen

Wir stellen uns vor, dass in jeder Körperzelle ein Licht angezündet wird. Wunderschöne Kerzen oder eine beliebige andere Beleuchtung erhellen die Zellen. Die Zellen werden klar und durchsichtig, jeder Winkel, jede Ecke der Zellen wird ausgeleuchtet.

Liebe als „Ur-Antrieb" der Bewegung

Die Liebe kann man also als Vibration, als Schwingung, als Farbe empfinden und im Gewebe als Bewegung erleben. Der Ur-Antrieb jeder Bewegung ist die Liebe. Fühlt man sich glücklich und zufrieden, ist man zum Beispiel verliebt, so hat man auch Lust auf Bewegung. Man braucht keinen Partner, um Liebe zu empfinden. Es kann auch ein Gefühl der bedingungslosen Wertschätzung sein – und das darf man überall und für alles empfinden, für einen Baum, eine Blume, die Körperzellen. Wann haben Sie sich zuletzt bei Ihren Körperzellen für deren unermüdliche Arbeit bedankt?

„Liebeströpfchen"

Auf die folgende Art kann ich einen Druck, einen Schmerz neutralisieren oder einen Heilungsprozess beschleunigen. Ich stelle mir vor, wie ich die Liebe in mein Gewebe hineinknete, so als wäre sie ein unabdingbarer Bestandteil meines „Gewebe-Teigs". Ich spüre, wie die Liebe sich mit meinem Gewebe vermengt, sich verteilt und jede Faser mit positiver Schwingung auflädt.

Wer Schwierigkeiten hat, auf die oben beschriebene Weise vorzugehen, kann sich das Wort Liebe vorstellen, etwa in goldener Schrift, und sehen, wie es kräftig und in genügender Menge in das Gewebe hineingeknetet wird. Man kann ein Tröpfchen Liebe mitten in eine Verspannung oder in einen Muskelknoten hineinträufeln. Dies bewirkt Wunder. Wer auditiv veranlagt ist, der kann das Wort Liebe innerlich aussprechen und spüren, wie das Gewebe oder die Zellen durch diesen „Klang" zum Vibrieren gebracht werden. Wer geübt ist, der kann auditiv imaginieren, der kann die Zellmembran, das Zellplasma oder sogar den Zellkern mit Liebe in

Schwingung versetzen. Die Wirkung der Liebesschwingung ist unglaublich stark. Man muss aber sein kritisches „Wenn und Aber“ ablegen, sonst funktioniert es nicht. Wer es nämlich aus Neugier ausprobiert, gleichzeitig aber denkt: „Das funktioniert ja sowieso nicht“, bei dem wird nicht viel passieren. Die Franklin-Methode funktioniert, wenn man sie klar, direkt und überzeugt anwendet.

Die Augen – klare Sicht mit gesunden Zellen

Die Augen bestehen aus dem Augapfel, den bewegenden Muskeln und Hilfsapparaturen wie Augenlider und Tränendrüsen. Der Augapfel sitzt nicht nackt in der Augenhöhle, sondern in einem Polster aus Fett, welches seine Gleitfähigkeit für Bewegung erhöht. (Hier haben wir nochmals ein Beispiel von positivem Fett.) Der Augapfel selbst besteht (von außen nach innen betrachtet) aus drei Schichten: der Lederhaut, der Aderhaut und der Netzhaut.

Von hinten tritt der Sehnerv (Nervus opticus) in den Augapfel ein. Er besteht aus einer Million Nerven und leitet die aufgenommenen Lichtinformationen zum Gehirn. Vorne am Auge ist der optische Apparat mit der Hornhaut (Cornea) und der Linse. Die Iris ist die Blende des Auges, sie vergrößert oder verkleinert sich je nach Lichteinfall mit Hilfe eines Ringmuskels (Pupillenreflex). Die Hornhaut, die Linse und andere Faktoren brechen das einfallende Licht, damit es auf die Netzhaut fällt, wo die eigentlichen Sinnesorgane des Auges sitzen, die Stäbchen und Zäpfchen.

Die Linse wird durch einen Ringmuskel gehalten, ähnlich den Seilzügen, die die Sprungfläche eines Trampolins tragen. Zieht sich der Ringmuskel (Ziliarmuskel) zusammen, wird die Linse dicker und kleiner. Wir haben die Augen auf Nahsicht eingestellt. Entspannt sich der Ringmuskel, so wird er größer und die Linse wird gedehnt. In diesem Falle stellt sich das Auge auf Fernsicht ein. Wenn man viel in die Nähe schauen muss, ist die Linse immer auf dick gestellt und die Ringmuskeln sind angespannt. Deshalb ist dies für das Auge anstrengender, als in die Weite zu schauen (wobei der Ringmuskel entspannt ist). Sind die Augen müde, so wirkt sich dies auf das Gesicht und den ganzen Körper aus.

Sehen ist Interpretieren

Eigentlich sehen wir mit dem Gehirn. Das Bild, das ein gesundes Auge einfängt, ist relativ unscharf und wird vom Gehirn noch nachbearbeitet, damit mehr Schärfe und Klarheit erreicht wird. Wir sehen also mit dem Gehirn und dieses ist (unter anderem) eine Interpretationsmaschine. Wir sehen die Auffassung, die „Ansicht" des Gehirns. Dies können wir an den seltenen Augenblicken feststellen, in denen wir beispielsweise einen Besenstiel für den Kopf eines Pferdes hielten.

Das Gehirn hatte für einen kurzen Augenblick falsch interpretiert. Genauso können wir die inneren Bilder als Interpretation ansehen. Alles, was wir sehen, können wir so durch einen gesund machenden Filter unserer Wahl erspähen. Das klassische Beispiel ist die Verliebtheit, in der wir alles durch einen rosafarbenen Filter sehen. Interessant ist, dass auch Menschen, die beginnen spirituelle Erfahrungen zu machen, dasselbe berichten. Die Seele interpretiert positiv. Nicht dass die Seele eine problematische Umwelt nicht als solche erkennt, aber sie lässt sich dadurch nicht deprimieren. Interessant ist auch, dass spirituelles Wachstum mit einer Verbesserung der Sehfähigkeit und mit einer intensiveren Farbwahrnehmung einhergeht.

Gestärkte Muskeln – entspannte Augen

(Diese Übung entspannt und stärkt die Augen und die Muskulatur um die Augen herum. Sie löst Verspannungen im Muskel, der die Linse bewegt, und ist sehr wertvoll, wenn wir lange lesen oder am Computer arbeiten müssen. Also: Unbedingt während der Arbeit im Büro öfter mal ausführen, wenn man fitte Augenzellen haben möchte! Wir sehen nach der Übung klarer, auch im übertragenen Sinne.)

Zunächst reiben wir die Innenseiten unserer Hände aneinander, um etwas Wärme zu erzeugen. Dann schließen wir die Augen und legen die Handflächen auf die Augen.

Wir stellen uns vor, dass wir auf einem Hügel stehen, vor uns ist ein Gebüsch mit bunten Blumen, in der Ferne sehen wir einen Baum auf einem weiteren Hügel. Wir richten unseren Blick auf den fernen Baum oder auf die Wolke, die darüber schwebt. Wir versuchen diese Dinge in der Vorstellung möglichst klar zu sehen. Dann wandert unser Blick langsam zum Gebüsch vor uns. Wir ruhen die Augen auf dem Gebüsch aus und stellen fest, dass auch farbige Blumen zu sehen sind. Wir bewundern die vielen bunten und hell leuchtenden Wunderwerke der Natur. Dann wandert unser Blick wieder langsam zum fernen Baum. Wir stellen uns vor, dass unser Blick auf dem Baum ausruht, dass unser Blick auf der flaumigen Wolke sitzt. Wir wiederholen dieses imaginäre Nah- und Fernsehen einige Male mit lockerem Augengefühl.

Nun entfernen wir unsere Hände von den noch geschlossenen Augen. Dann öffnen wir langsam die Augen und spüren das wohlig entspannte Gefühl um die Augen herum. Wir stellen fest, dass wir nun auch Farben und anderes besser wahrnehmen können.

Gelöster Nacken – wache Augen

Der Zustand des Nackens und derjenige der Augen sind eng liiert. In dieser Übung lösen wir den Nacken und die Augen gleichzeitig aufgrund ihrer Verwandtschaft.

In einer liegenden Position legen wir unsere Hände unter den Nacken, so dass die Fingerspitzen der mittleren Finger einander leicht berühren. Wir stellen uns vor, dass die Muskeln des Nackens sich in unsere Hände „ergießen". Sie schmelzen, angeregt durch unsere Handwärme, nach unten. Die Muskeln fallen von der Wirbelsäule weg, wie Honig, der von einem Löffel tropft.

Wenn unsere Halswirbelsäule sehr hoch liegt, können wir die Finger auch verschränken und die Hände so unter den Nacken legen. Wir sollten aber darauf achten, dass das Kinn nicht zurückgekippt wird.

Wir spüren, wie das Entspannen des Nackens die Augen und die Muskulatur um die Augen herum ebenfalls löst. Mit lockerem Nacken sieht sich's besser. Diese Übung lässt sich auch im Sitzen mit Erfolg anwenden.

Lockerheit und Schwere

Wir betrachten wenn möglich einen Baum mit vielen Blättern. Ist keiner zu sehen, stellen wir uns einen vor. Wir studieren die Blätter und empfinden diese gleichzeitig als locker und sich der Schwerkraft hingebend. Wir beginnen zu spüren, was wir sehen: Schwere und Lockerheit. Was wir in den Augen sehen und in den Schultern spüren, das passt zusammen. Die Augen ruhen in den Augenhöhlen, die Schultern schmelzen. Für den Rest des Tages lassen wir diese Idee immer wieder durch unser Bewusstsein schweifen. Wir entdecken in unserer Umgebung Lockerheit und erleben dasselbe in unserem Körper.

Wie die Farben ins Auge kommen

Heutzutage kann man Kontaktlinsen jeder Art mit verschiedenen Farbtönen kaufen. Wie steht es aber mit den *inneren* Farbtöpfen, die in den Stäbchen und Zäpfchen der Netzhaut (Retina) wohnen? Die Stäbchen und Zäpfchen sind die Sinnesorgane, die Photosensoren des Auges. Sie sind fähig das einfallende Licht in elektrochemische Signale umzuwandeln, die zum Gehirn weitergeleitet werden. Die Stäbchen, von denen es 120 Millionen gibt, sind für das Schwarz-weiß-Sehen verantwortlich, die Zäpfchen (6 Millionen) für das Sehen von Farben.

In den Photosensoren befindet sich der Sehfarbstoff, der durch das Sehen aufgebraucht wird. Dieser ist ähnlich wie CD-Scheiben aufgestapelt. Sind diese Scheiben aufgebraucht, so werden sie an der Spitze der Zelle abgestoßen und von so genannten Pigmentepithelzellen gefressen und recyclet. In der folgenden Übung fördern wir den Wiederaufbau des Sehfarbstoffs.

Die Augen mit Farben auftanken

Wir legen uns bequem auf eine Matte oder sitzen in einem angenehmen Sessel. Wir schließen die Augen und legen die Hände auf das Gesicht.

Wir visualisieren die vielen Photosensoren, die Stäbchen und Zäpfchen. Wir stellen uns Farben vor, zunächst die Farbe Gelb. Wir sehen Gelb so viel und so klar wie möglich. Nun stellen wir uns vor, dass gelbe Farbe in die Photorezeptoren gegossen wird. Die Sensoren werden mit Gelb aufgetankt.

Dann tun wir dasselbe mit der Farbe Blau. Wir sehen Blau, Himmelblau, Meeresblau, ein kräftiges, gesundes Blau. Dieses blaue Farbe wird in die Sensoren gefüllt, die nun vor frischem Blau nur so strotzen.

Danach üben wir mit Grün, wir stellen uns eine grüne Wiese vor, eine grüne Waldlichtung, grünes Moos. Grün, saftiges, kräftiges Grün tankt nun unsere Sensoren auf, ein festliches Grün für starke Augenzellen.

Wir vergewissern uns noch einmal, dass wir reichlich Gelb, Blau und Grün aufgetankt haben und dass jede Zelle ihre Portion erhalten hat, und nehmen dann die Hände langsam weg. Wir stellen fest, dass wir nun alle Farben deutlicher sehen. Die Welt leuchtet uns freudig entgegen.

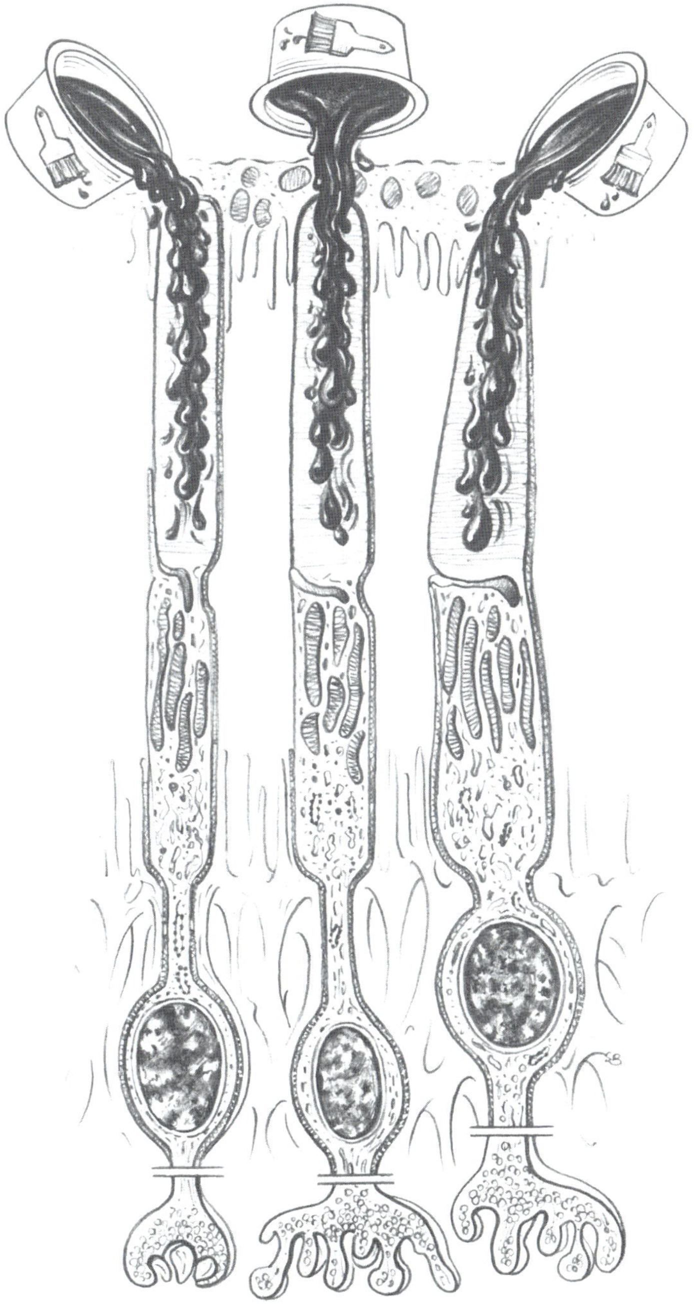

Vitale Zellen – Resultat unseres Verhaltens

Die Zellen haben ihre eigene „mentale" Befindlichkeit. Diese ist nicht mit unserem Denken zu vergleichen. Die Verhaltensmuster der Zellen basieren auf Millionen Jahren von Evolution und bestimmte biologische Abläufe sind fest eingespielt. Eines dieser Muster ist, dass die Zelle nach einer bestimmten Zeit stirbt, ohne ersichtlichen Grund, denn es gibt viele Zellen, die ewig leben können, wie zum Beispiel die Keimzellen und die Stammzellen. Diese Zellen können sich ohne Ende teilen und vermehren, sterben also von sich aus nie. Der exakte physiologische Grund für das Ende einer Zelle wird von der Wissenschaft noch heftig diskutiert.

Früher dachte man, dass die Gene den Menschen bis ins letzte Detail vorbestimmen. Wissenschaftler, die sich mit dem Entschlüsseln des Genoms befassen, haben neuerdings festgestellt, dass es einfach nicht genug Gene gibt, um den Menschen ganz zu bestimmen. Anstatt der erwarteten 100 000 sind es nur 30 000 – viel zu wenige Anweisungen und Baupläne.

Wer wir sind und wie wir aufgebaut sind, das wird durch unser Verhalten und unsere Umgebung beeinflusst. Das *Time Magazine* schreibt in einem Bericht über die Arbeit des Genforschers Craig Venter, dass die *Umwelt*, nicht die Gene der Schlüssel für unsere Taten seien. (M. Ridley: „What Makes You Who You Are", in: *Time Magazine*, 6.3.2003, Time Warner Publishing, Amsterdam)

Lernen ist demnach das selektive An- und Ausschalten von Genen. Unsere Gene sind lebendig und anpassungsfähig und beziehen ihre Anweisungen aus unseren Verhaltensmustern. Wir sind permanent im „Gen-Dialog", wir bestimmen uns selbst, so teilt uns die neue Wissenschaft mit – eine Weisheit, die in östlichen Philosophien schon lange bekannt ist. Unser Verhalten hängt wiederum von unseren mentalen Prozessen ab, von unseren Gedanken, Bildern und den Visionen, die uns bewegen. Was früher als Esoterik galt, gehört heute zum Erkenntnisstand der Wissenschaft. Bestärkt von diesen Einsichten in Ost und West nützen wir dieses Fundament, um unsere Fitness zellulär zu fördern.

Mit den Zellen in Dialog treten

Wie treten wir in einen feinfühligen Dialog mit den Zellen und Genen? Wie können wir bewusst am Aufbauen unseres Körpers mitwirken? Zunächst wollen wir in einen wirklichen *Dialog* mit den Zellen treten, ihnen nicht nur unsere Meinung aufzwängen. Wer allerdings die „Stimme“ der Zellen hören möchte, der bedarf sehr viel innerer Ruhe und der Fähigkeit, sich auf etwas sehr Leises, nur andeutungsweise Wahrnehmbares zu konzentrieren.

Die Stimmen der Zellen haben einerseits etwas sehr Positives, Eifriges, Aufbauendes, Gesunderhaltendes, aber auch etwas sehr Fixes, Unveränderliches, („Es war schon immer so ...!). Es gilt einerseits die positiven Aspekte der Zelle zu fördern und andererseits die hartnäckigen Aspekte umzuwandeln in mehr Elastizität, Veränderlichkeit, Aufnahmefähigkeit für positive Energien und für die Idee eines verlängerten gesunden Lebens. Wenn uns dies gelingen würde, könnten wir unser Leben um viele Jahre ausdehnen.

Vermeiden, was den Zellen schadet

Zunächst gilt es, Dinge nicht mehr zu tun, die der Zelle schaden können: schlechte Ernährung, Mangel an frischer Luft, Bewegungsmangel ... Und es gibt emotionale „Schadstoffe“, die die Zellen langsam aber sicher vernichten, und das sind Angst und negative Emotionen. Dies ist nicht offensichtlich. Man kann Angst haben, ohne gleich krank zu werden. Was den Zellen schadet, sind lange andauernde, „chronische“ negative Emotionen: schwellende Wut, dampfende Angst, schmollender Neid, Missgunst und alle anderen Emotionen, die den Körper anspannen. Organe können auf ganz verschiedene Weise unter diesen Emotionen leiden und sich, wie in der chinesischen Medizin beschrieben, „überhitzen“. Je mehr wir die Zellen in *angenehmen* Emotion „baden“, desto besser geht es ihnen.

Die nachfolgenden Übungen dienen dazu, unsere Gesundheit tief in die Zellen hineinzutragen. Wir eröffnen den Dialog mit unseren Genen durch Übungen, die Zellen reinigen und danach kräftigen und motivieren.

Abfallbeseitigung aus unseren Zellen

Wir visualisieren viele zarte Vakuolen, die wie kleine Seifenbläschen aussehen und in der Zelle herumschweben. *Eine* Aufgabe der Vakuolen ist es, Schadstoffe aus der Zelle hinauszutransportieren. Wir können uns schwebende Abfallsäcke vorstellen, die zur Zellwand wandern und dort durchgeschleust und eliminiert werden. Die Vakuolen schweben zur Membran, verschmelzen mit ihr und ihr Inhalt wird durch die Membran transportiert und ausgestoßen. Das Gefühl ist ein Loslassen an der Zellmembran, ein „Hinausfegen von innen her“ aller störenden Elemente.

Wir stellen uns vor, wie Dunkles, Negatives von den Zellen abfällt und wie das Innere der Zellen immer freier wird von Abfallprodukten. Die Zelle beginnt zu leuchten und zu spiegeln, als strahlte Licht aus der Zelle.

Wie das Licht aus dem Baum strahlt, so stellen wir uns unsere Zellen vor **Abbildung 45**

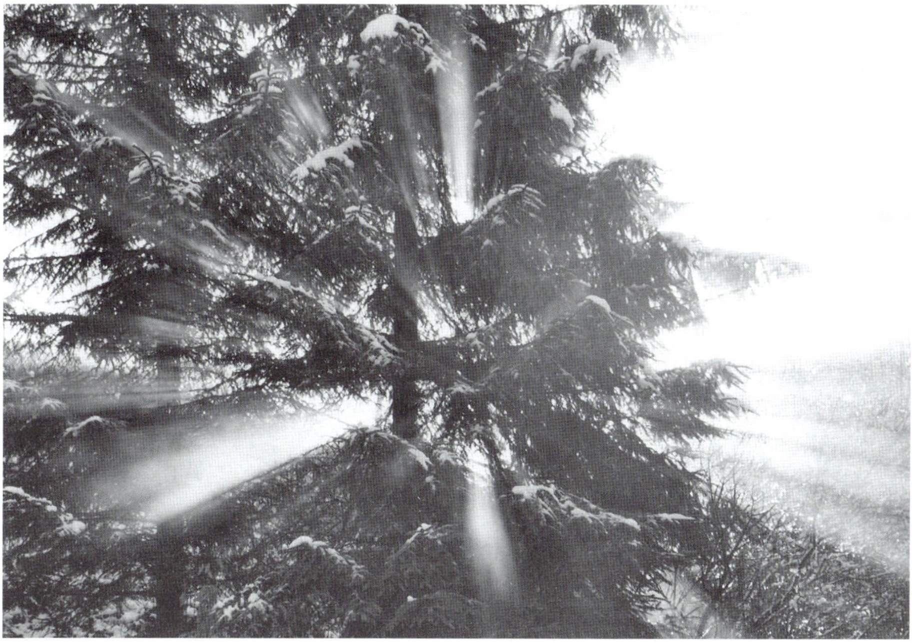

Es ist fast so, als würden die Zellen ein gesundes Aussehen und rosige Bäckchen bekommen und ein zufriedenes Glucksen von sich geben.

Manchmal stecken zu viele Stoffwechsel-Reststoffe in der Zelle, in Form kleiner Granula. Wir stellen uns vor, dass sich diese (Lipofuszingranula) auflösen. Wir sehen, wie diese dunklen Knoten immer dünner werden und sich schlicht auflösen. Die Zelle wird frei und durchlässig für aufbauende Stoffe.

Zellen werden „durchlüftet“

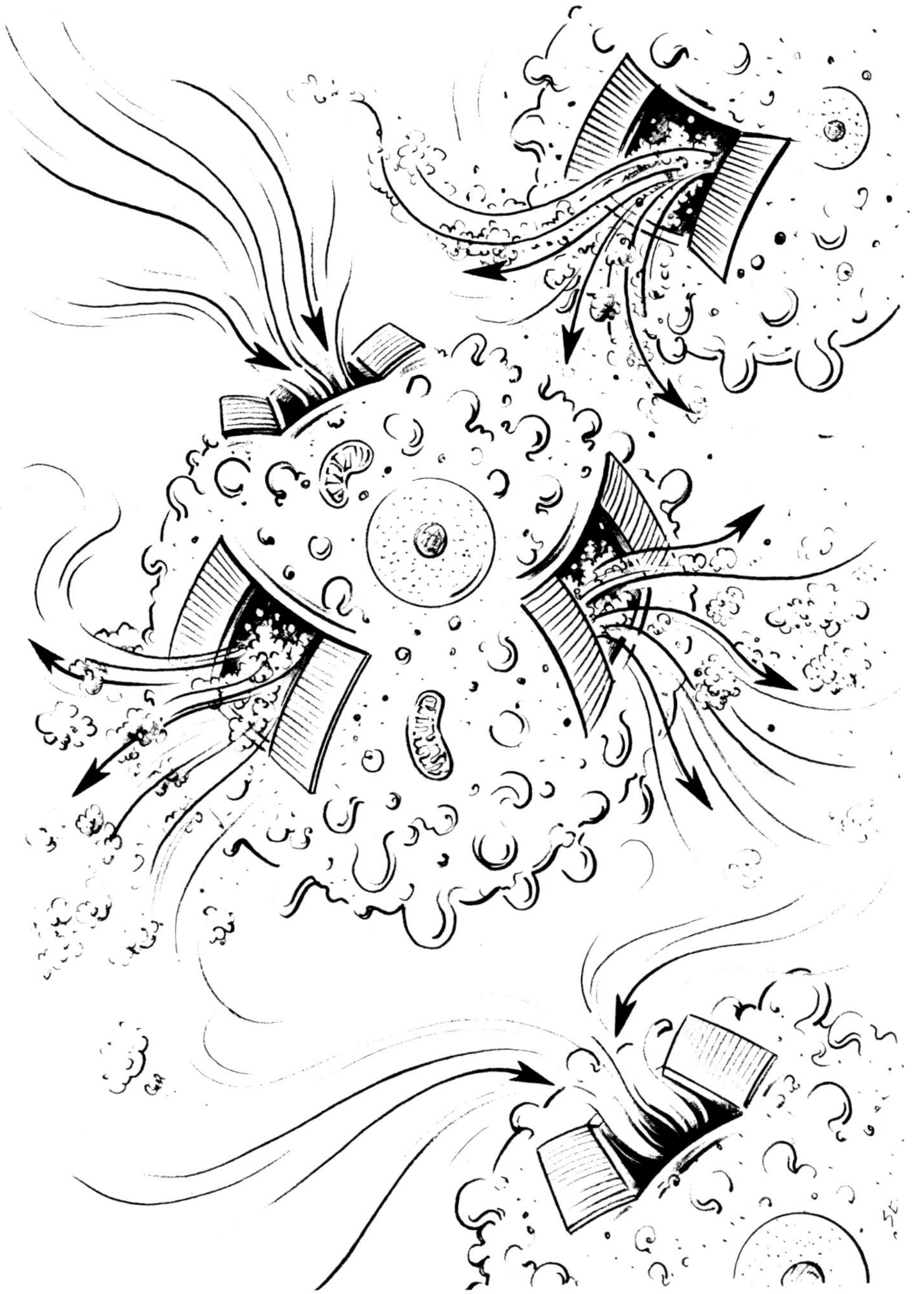

Frischer Wind für unsere Zellen!

Wir stellen uns eine Körperzelle vor, in der wir mehr als genügend Platz haben zum Liegen, Sitzen oder Stehen. Diese Zelle ist riesig, eine große Halle wie eine Kathedrale oder ein Tempel mit vielen Fenstern. Diese Zelle steht repräsentativ für alle Zellen in unserem Körper. Im Augenblick ist es in diesem Raum etwas düster und muffig.

Dann spüren wir einen erfrischenden Windhauch. Wir sehen, wie die Fenster des Raumes eines nach dem anderen geöffnet werden. Sonnenlicht fällt in den Raum und erlaubt eine bessere Sicht. Wir sehen langsam aber sicher die Farben des Raumes. Die muffige Luft wird durch frische Luft ersetzt, so dass die Lungen sich gerne ausdehnen und diese Luft aufnehmen. Es riecht, als ob außerhalb des Raumes Frühling sei. Wir öffnen imaginativ alle Fenster, ein kühler Wind weht durch die Räume. Die Halle wird immer heller und frischer. Wir sehen dabei einen Raum unserer Wahl: die Zelle als gemütliche Wohnung oder als eine Kathedrale mit Farbenpracht und Originalität. Wir beenden unsere Visualisierung, wenn der ganze Raum gut durchlüftet und erhellt ist.

Helles Licht in unsere Zellen!

Ähnlich wie bei der oben beschriebenen Übung stellen wir uns vor, wie Licht in die Zellen hineinfällt. Das Gefühl eines Frühlingsmorgens entsteht, wenn helles Licht durch die vom Regen gereinigte Luft in ein Zimmer fällt. Die Zellmembranen sind transparent, das Licht funkelt aus allen Ecken. Die Organellen spiegeln das Licht, werden darin gebadet, strahlen auch eigenes Licht aus. Wir durchwandern den ganzen Körper, um festzustellen, ob wir das Licht in allen Zellen entdecken können. Dabei soll man nicht verzweifeln, wenn es Stellen gibt, wo man nur Dunkelheit sieht, Schatten und Wolken oder gar schwarze Nacht. Die Zellen brauchen Zeit, sich an Licht zu gewöhnen und etwaige „schattige“ Verhaltensweisen abzulegen.

Wir visualisieren eine Sonne, die hell strahlt und jede einzelne Zelle besucht, um ihr Licht zu spenden. Eine andere Vorstellung, die helfen kann, das Bild von Licht in den Zellen zu fördern, ist ein Lampion. Wir stellen uns vor, dass die Zellen locker schaukelnde Lampions sind, die hell von innen heraus leuchten. (Vgl. Abbildung S. 120)

Abbildung 47 *Helles Licht fällt in die Zelle*

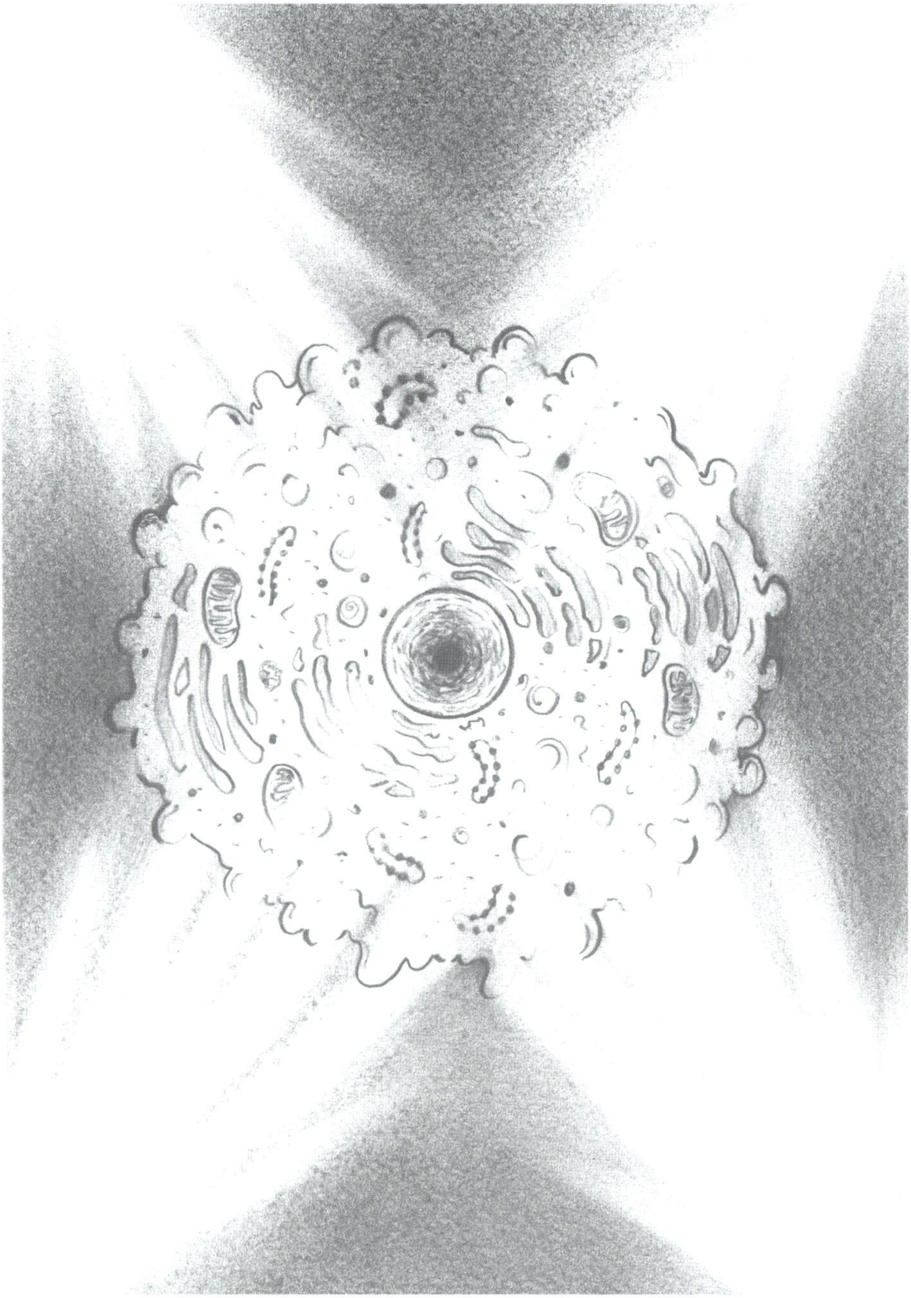

Energie aus Blüten für unsere Zellen

Viele Menschen wenden heute die Bach-Blüten oder andere Blütenessenzen an. Diese helfen psychischen Ausgleich zu finden.

Wir können uns unsere Zellen als Lilien vorstellen **Abbildung 48**

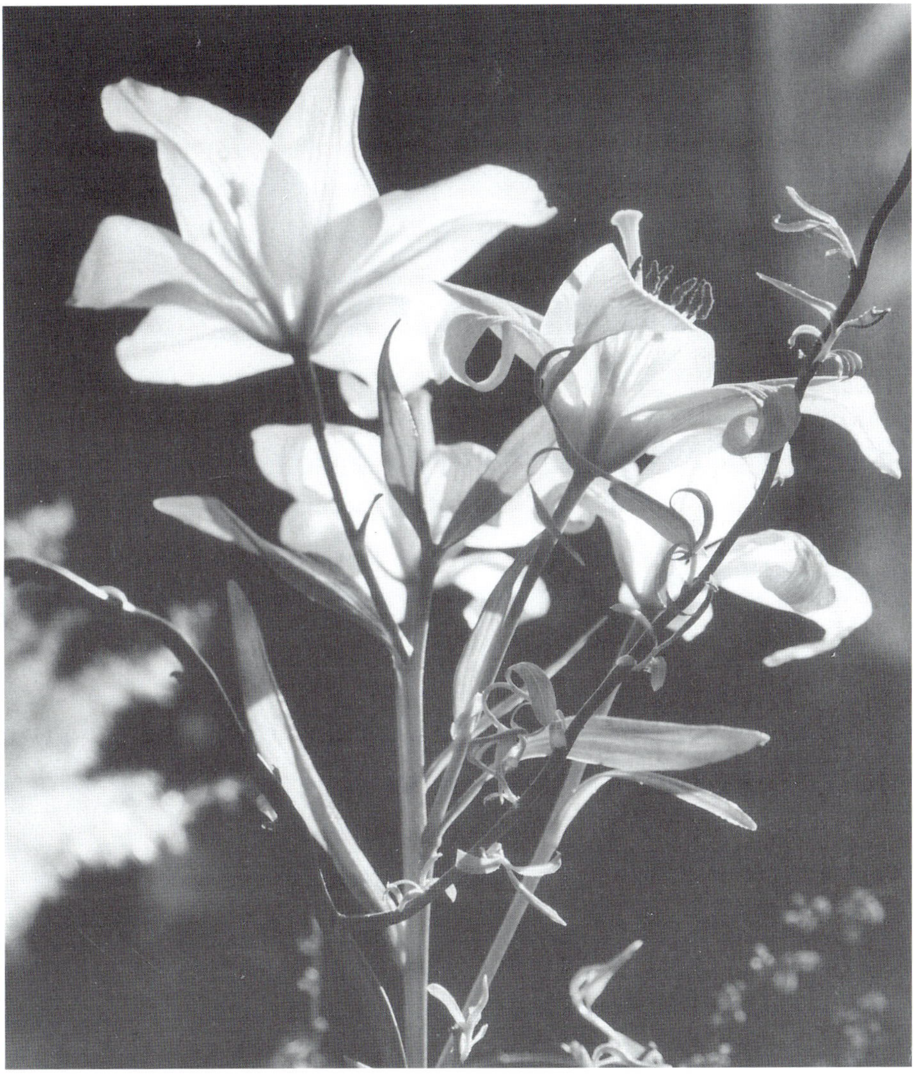

Abbildung 49 ***Wir können uns selbst als Blumen visualisieren***

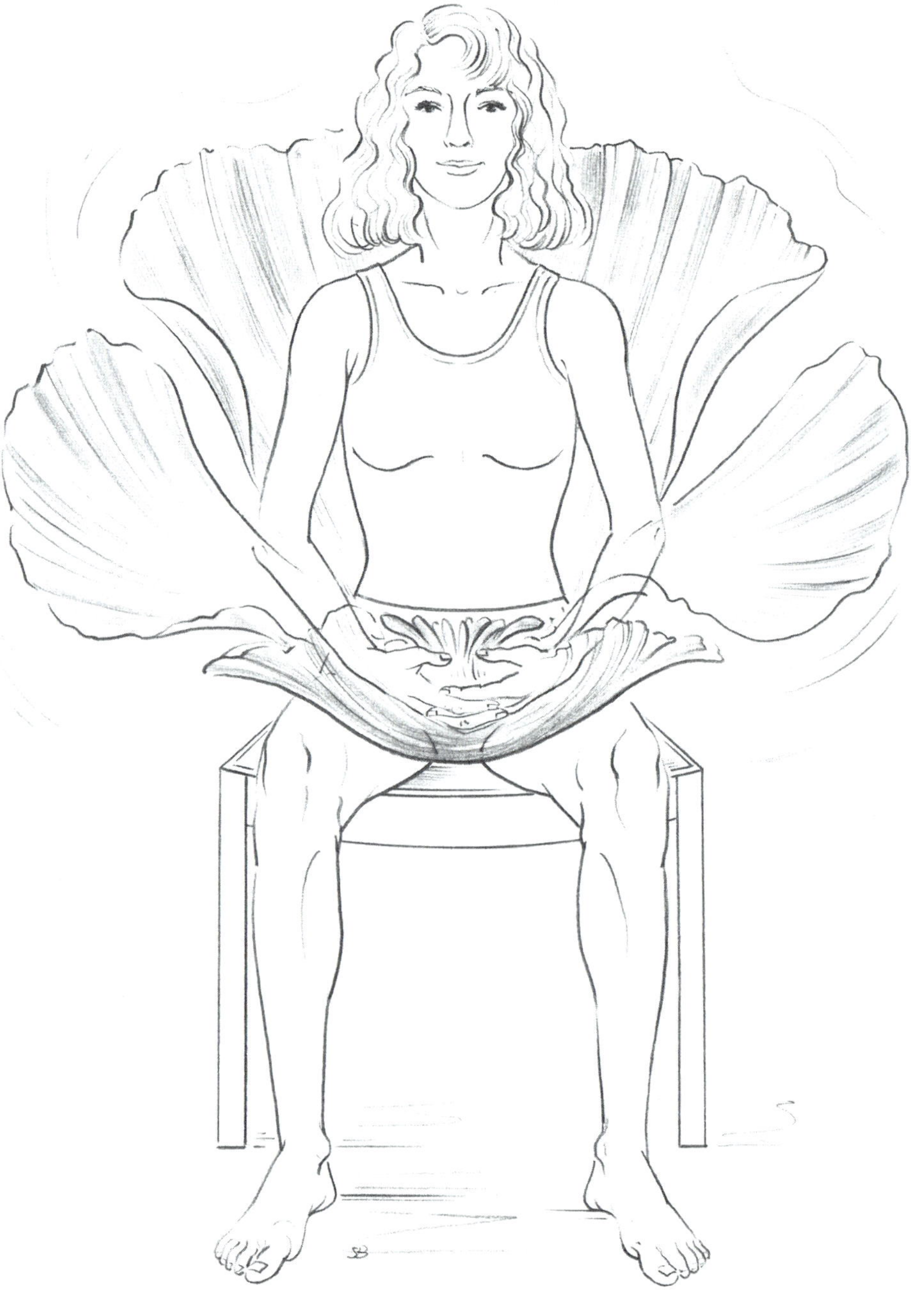

Man kann Blumen aber auch direkt wahrnehmen und deren Wirkung spüren. Man kann seine Zellen mit Energien aufladen. So gibt es in China und Japan eine Kultur der Gärten. Dort ist schon lange bekannt, dass das Wandeln durch einen Garten seelisch und körperlich ausgleichende Wirkung hat. Blumen scheinen mir immer positiv eingestellt, ihre Grundeinstellung ist lebensbejahend und dies strahlen sie auch aus. Dank der Blumen können wir uns mit einer Vielfalt an positiven Energien aufladen. Wir stellen uns die Zellen als eine Vielfalt von Blumen auf einer Wiese vor. Wer möchte, kann sich symbolisch einige wenige „Zellblumen" vorstellen oder sich selbst mit einer Blume identifizieren.

Ruhe und Gelassenheit für unsere Zellen

Manchmal können wir schon allein mit dem Wiederholen eines Wortes eine große Wirkung im Körper erzielen.

Damit das Wort, das wir sprechen, die Kraft hat, etwas zu bewirken, muss eine Kraft hinter dem Wort stehen und eine körperliche Bereitschaft, die Botschaft des Wortes aufzunehmen. Sind weder Kraft noch Bereitschaft vorhanden, spricht man im wahrsten Sinne leere Worte. Dies kann jeder testen, indem er innerlich „Ruhe und Frieden, Ruhe und Gleichmut, Ruhe und Gelassenheit" spricht.

Spüren Sie keine Wirkung oder sind Sie unsicher, ob sie eine Wirkung spüren (oder ob es nur Einbildung ist), dann ist es Zeit, die Kraft, die hinter jedem Wort steckt, aufzubauen und die Zellen für die Worte, die Sie innerlich sprechen, aufnahmefähig zu machen.

Die erste Voraussetzung dafür ist, dass Sie die Wirkung, die Sie mit Ihren inneren Worten erstreben, auch ehrlich wollen. Fall Sie gerade eher Lust haben in eine Disco zu gehen, werden die Worte „Ruhe" und „Frieden" an den Zellen abprallen; ist es aber Ihr klares Ziel, mehr Ruhe und Gelassenheit in Ihrem Leben zu haben, so werden die Worte ihre Wirkung nicht verfehlen. Je mehr Ruhe in die Zellen einkehrt, desto besser ist der Stoffwechsel der Zelle, das Befinden aller Gewebe verbessert sich.

Wir sagen uns: Meine Worte haben Kraft, meine Zellen sind empfänglich für diese Kraft, meine Zellen verkörpern Ruhe, Gelassenheit und Gesundheit, meine Zellen sprechen im Chor „Ruhe“ und „Frieden“. All meine Zellen und mein ganzer Körper sind fit meine Pläne und Ziele zu verwirklichen.

Diese Worte können auch wie ein Echo in den Zellen gehört werden. Die Worte werden von einer Zelle zur anderen reflektiert, bis jede Zelle die Worte gehört und weitergegeben hat.

Stärkende Getränke für unsere Zellen

Wir reiben unsere Hände einen Augenblick aneinander und legen sie auf eine Körperstelle, die sich müde anfühlt oder verspannt ist. Wenn wir keine solche Stelle finden, so wählen wir einen Bereich aus, der früher einmal eine Verletzung hatte. Wir stellen uns vor, dass kraftvolle Energie aus unseren Händen strömt. Diese Energie wird von unseren Zellen aufgenommen, als wäre sie das beste Getränk. In einem Kurs sagte einmal eine Schülerin, sie visualisiere dieses Bild wie „viele kleine Katzenzungen, die Milch aufschlürfen.“ Vielleicht hilft uns diese Idee.

Nach der Übung werden wir feststellen, dass die Stelle, die wir berührt haben, sich sowohl kräftiger wie auch entspannter anfühlt. Diese Übung können wir auch täglich für die Gesichtspflege anwenden, um die Jugendlichkeit der Haut zu erhalten und zu verbessern. Wir gehen dabei in Gedanken zu jedem Bereich des Gesichtes und stellen uns vor, wie es Energie aufnimmt. Wir lassen uns dabei die nötige Ruhe, um jede Ecke des Gesichtes zu besuchen. Das regelmäßige Ausführen dieser Übung zeigt erstaunliche Wirkung.

Die Zelle als Klangkörper, als Kristall und Lichtquelle

Zellen vibrieren und pulsieren und können mit Hilfe von Musik in ihrer Schwingung unterstützt werden. Nach meiner Erfahrung haben Klangschalen und Chorgesänge eine gute Wirkung auf die Schwingung der Zellen.

Zellen baden in den Schwingungen tönender Gongs **Abbildung 50**

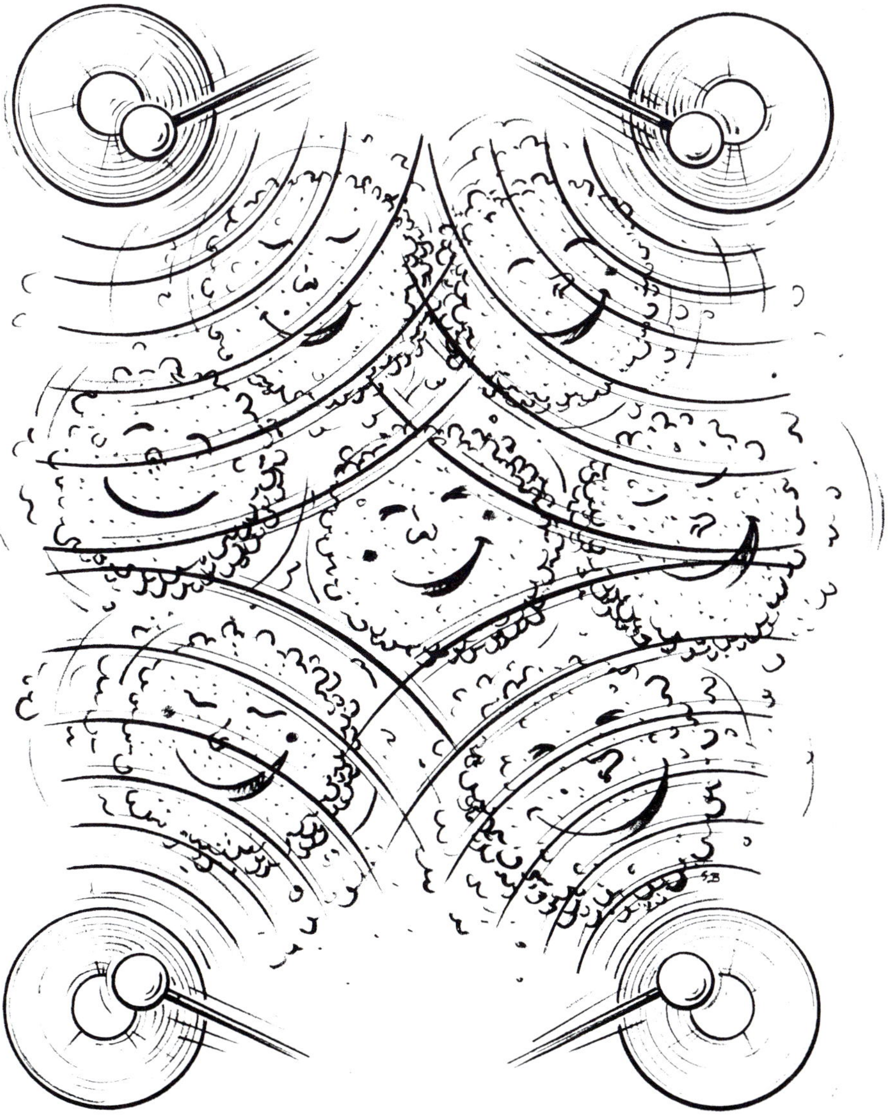

Der musikalische Aspekt der Zelle wird noch dadurch unterstützt, dass die Zelle in bestimmten Strukturen wie dem Zellskelett einen kristallähnlichen Aufbau aufweist. Die Zelle ist ein Empfänger und ein Sender und kann unter Umständen Licht modulieren und brechen wie ein Kristall. Zellen können sehr kleine Lichtquäntchen ausstrahlen und vermutlich können Zellen auch über Licht kommunizieren.

Abbildung 51 ***Zellen ähneln in gewisser Weise Kristallen***

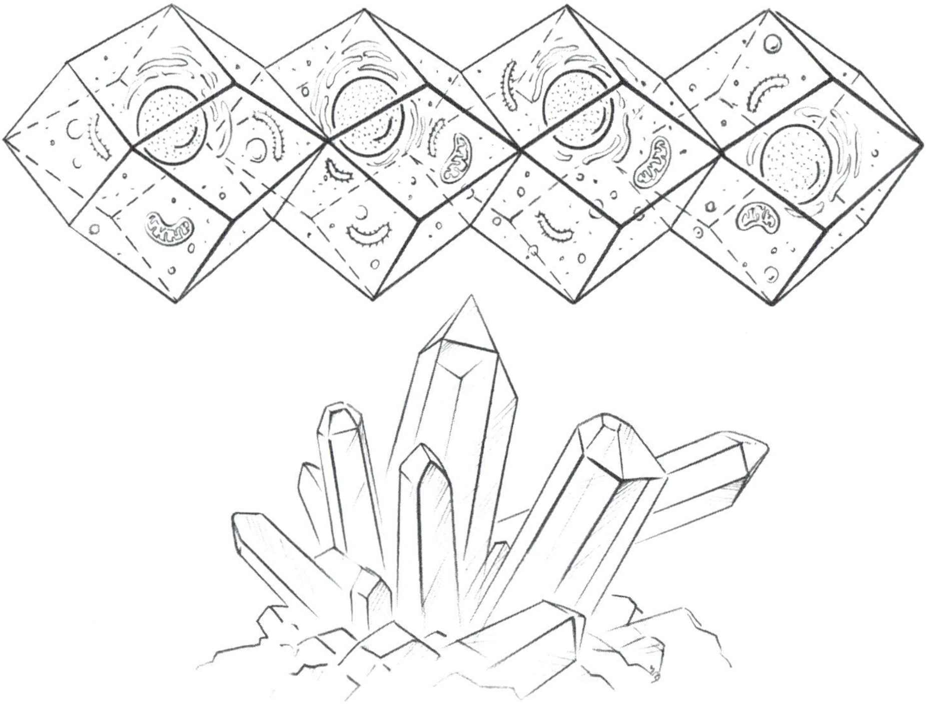

Jung bleiben – eine Frage der Einstellung

Die Überzeugung, dass alle Menschen alt werden, ist als Imagination sehr stark und unverrückbar fixiert. Die Botschaft geht um, dass Altern schlimm sei, Altern macht Angst, Altern macht krank. Wir alle sind fest davon überzeugt, dass unser stofflicher Körper langsam zerfällt und dann stirbt, weil niemand, den wir kennen, das Gegenteil bewiesen hat. Die Wissenschaft sagt aber, dass von der Warte der Zelle her das Altern vor allem ein *Programm* ist, ein *Muster*. In Labors leben Zellen von Menschen, die schon vor dreißig Jahren gestorben sind. Es gibt Körperzellen, die in einer Laborkultur ewig leben können, und wir bestehen aus Zellen.

Das Altern der Zelle könnte eine relativ späte Erfindung der Evolution sein. Die ersten Tiere starben nie, denn sonst hätte es keine Evolution gegeben. Tiere bestehen aus Zellen und wenn es solche gibt, die nicht altern, so haben unsere Zellen dasselbe Potential. Es gibt Tiere, die nicht altern: die Qualle zum Beispiel. Es gab Quallen, die ohne jegliche Alterserscheinungen 90 Jahre lang lebten – bis man ihnen Seife anstatt Salz ins Wasser schüttete! Es gibt Lebewesen, die viel primitiver sind als wir und die ewig leben können, zum Beispiel bestimmte Einzeller, die sich immer teilen können.

Zellen, die sich immer teilen, finden wir auch in unserem Körper, es sind die Keimzellen und die Stammzellen. Diese Fähigkeit ist aber den meisten anderen Zellen des Körpers abhanden gekommen. Bestimmte Zellen sind auf das Altern programmiert, andere nicht. Wenn man die Einstellung hat, dass das Leben mit Zerfall einhergeht, so hat man sich damit die Tendenz der Zellen, die so programmiert sind, zu Eigen gemacht. Diese Zellen sind ziemlich fix programmiert. Nach etwa 50 Teilungen sterben sie. Auch wenn man sie nach 20 Teilungen vorübergehend (für 13 Jahre) einfriert, erwachen sie nur für weitere 30 Teilungen. Es scheint also ein Programm in den Zellen zu wohnen, das dafür sorgt, dass sich die Zelle nach einer bestimmten Zeit abschalten. Könnte man diesen Schalter finden, so würde man wohl um einiges länger leben. Diese Programme sitzen tief.

Umpolen auf jugendliche Frische

Tragen wir die Schwingung von Zerfall auf gedanklicher wie auch auf physischer Ebene mit uns, so werden wir beschleunigt altern. Als Gedankenexperiment versuchen wir dieses Programm mental wie auch auf physischer Ebene umzupolen.

Zuerst stellen wir fest, wie stark wir an den Alterungsprozess *glauben*. Wir stellen uns dazu eine Welt vor, in der wir nicht altern, in der niemand altert, sondern in der alle nur so vor Gesundheit strotzen. Jeder Mensch kann wählen, wie alt er sein möchte, und kann nach Belieben das Alter wechseln. Wenn jemand lange genug 20 Jahre alt war, kann er auf 25 Jahre wechseln.

Die Frage ist: Können und wollen wir uns eine solche Welt vorstellen? Sehen wir Nachteile? – Wenn alle jung sind, kann man sich gar nicht mit Älteren vergleichen. Wo sind dann die weisen alten Frauen und Männer? In der Disco? Was passiert, wenn ich als Einziger nicht altere? Wie reagieren die Leute um mich herum, wenn sie altern, ich aber nicht. Kann ich das aushalten, ist das unangenehm, habe ich Angst vor Neid, Kritik, Argwohn?

Günstige Bedingungen für längeres Leben

Die meisten Menschen möchten besser aussehen und gesünder sein. Fitness und Gesundheit von der Wurzel her zu verbessern, das verlangt einen gewissen Aufwand. Es gilt zuerst sich selbst wahrzunehmen, zu spüren, zu entdecken und dann – basierend auf den Entdeckungen und versehen mit guten neuen Ideen – Impulse in das Gewebe zu leiten. Äußerliche Verhaltensänderungen sind meist weniger aufwendig als das Auflösen physischer und emotionaler Muster. Veränderungen im äußeren Verhalten (wie mehr Bewegung und eine Ernährungsumstellung) sind aber nicht zu verachten, sie sind ein guter Start und können das Interesse am Inneren wecken. Leider ist man in der Anfangssituation stark auf Ratschläge von außen angewiesen, ohne geübte Selbstwahrnehmung mangelt es an direktem Feedback von den Zellen und Ratschläge ändern sich wie eine Fahne im Wind. Vielleicht hilft die Orientierung an einer offensichtlich sehr gesunden und fitten Menschengruppe.

In einer Harvard-Studie wurde festgestellt, dass Menschen in Okinawa (Japan) im Schnitt 81,2 Jahre alt werden – der höchste Durchschnitt der Welt. Diese Menschen sind sehr aktiv, wandern, fahren Rad, praktizieren Tai Chi und Karate, sie trainieren auch ihr Nervensystem mit Lesen, Malen und Musizieren – dazu brauchen sie viel Imagination. Außerdem sind sie freundlich und haben gute Beziehungen zu ihren Mitmenschen und besonders zur Familie. Sie haben eine positive Einstellung zum Leben und können mit emotionalem Stress gut umgehen. Was sie *nicht* tun, ist genau so wichtig: Sie trinken wenig oder keinen Alkohol und rauchen kaum, haben eine Ernährung mit vegetarischen Tendenzen und essen obendrein nicht viel.

In Tierversuchen hat man festgestellt, dass eine reduzierte Ernährung dazu führt, dass die Versuchstiere länger leben. Übergewicht belastet viele Systeme des Körpers, zum Beispiel Kreislauf und Gelenke. Weil Fettgewebe gut durchblutet ist, gilt die folgende Gleichung: „mehr Kilogramm Körpergewicht = mehr Kilometer an Haargefäßen (Kapillaren)", durch die das Blut hindurchgepumpt werden muss. Und ein Kilo mehr Gewicht bedeutet für das Knie viele Kilo mehr Belastung bei jedem Schritt.

Trotzdem sollte man keinem Gewebe ein negatives Image zuschreiben. Bei einem Fitnesskongress habe ich erlebt, wie alle über das „überflüssige Gewebe" sprachen. Dieses Gewebe wurde nie beim Namen genannt, es war eben überflüssig. Es gibt aber kein überflüssiges Gewebe, dachte ich mir, jedes Gewebe, das wir haben, wird irgendwie gebraucht, sonst hätten wir es nicht. Gemeint war bei jenem Kongress natürlich das Fettgewebe. Nun, ohne Fett können wir nicht leben, denn es gibt viele Stellen im Körper, wo es unentbehrlich ist, zum Beispiel in den Fersen als Polsterfett oder als Polster um die Nieren herum; Fett ist eine wichtige Komponente der Zellmembran (siehe unten). Inwieweit Fett dem Körper gut tut oder nicht, das ist nur eine Frage der *Menge* und des *Gleichgewichts* im Gewebe. Übrigens soll Fettgewebe viele Stammzellen besitzen, eine Tatsache, die vielleicht hilft das Image dieser schwer in Verruf geratenen Zellen anzuheben.

Ernährung ist eine sehr komplexe und individuelle Angelegenheit und jedes Jahr werden neue Ansätze auf den Markt geworfen, die schneller entfetten und verjüngen sollen. Meiner Erfahrung nach ist ein wichtiges Element beim Erfolg dieser Methoden die positive Erwartung.

Ein positives Image für unser Fett!

Wie wir schon gehört haben, ziehen wir das an, vor dem wir Angst haben. Haben wir Angst oder Unzufriedenheit wegen der Menge des Fettes in unserem Körper, so widmen wir der Fettmenge sehr viel Gedankenenergie und das Resultat ist: zu viel Fett. Werbung für Diäten verkündet oft Botschaften wie: „Weg mit dem Fett! Entfettung! Nie mehr dick!" Leider erzielen diese Ideen auf der Ebene der Imagination das Gegenteil des Gewünschten. Es ist nicht möglich, sich *keinen* blauen Elefanten vorzustellen, nachdem er beim Namen genannt worden ist – Sie haben sich soeben sicherlich einen solchen vorgestellt! Wenn Sie versuchen sich das Fehlen oder das Abbauen von Fett vorzustellen, sehen Sie immer noch Fett vor dem inneren Auge.

Abbildung 52 *Fett hat bei uns irrigerweise ein negatives Image*

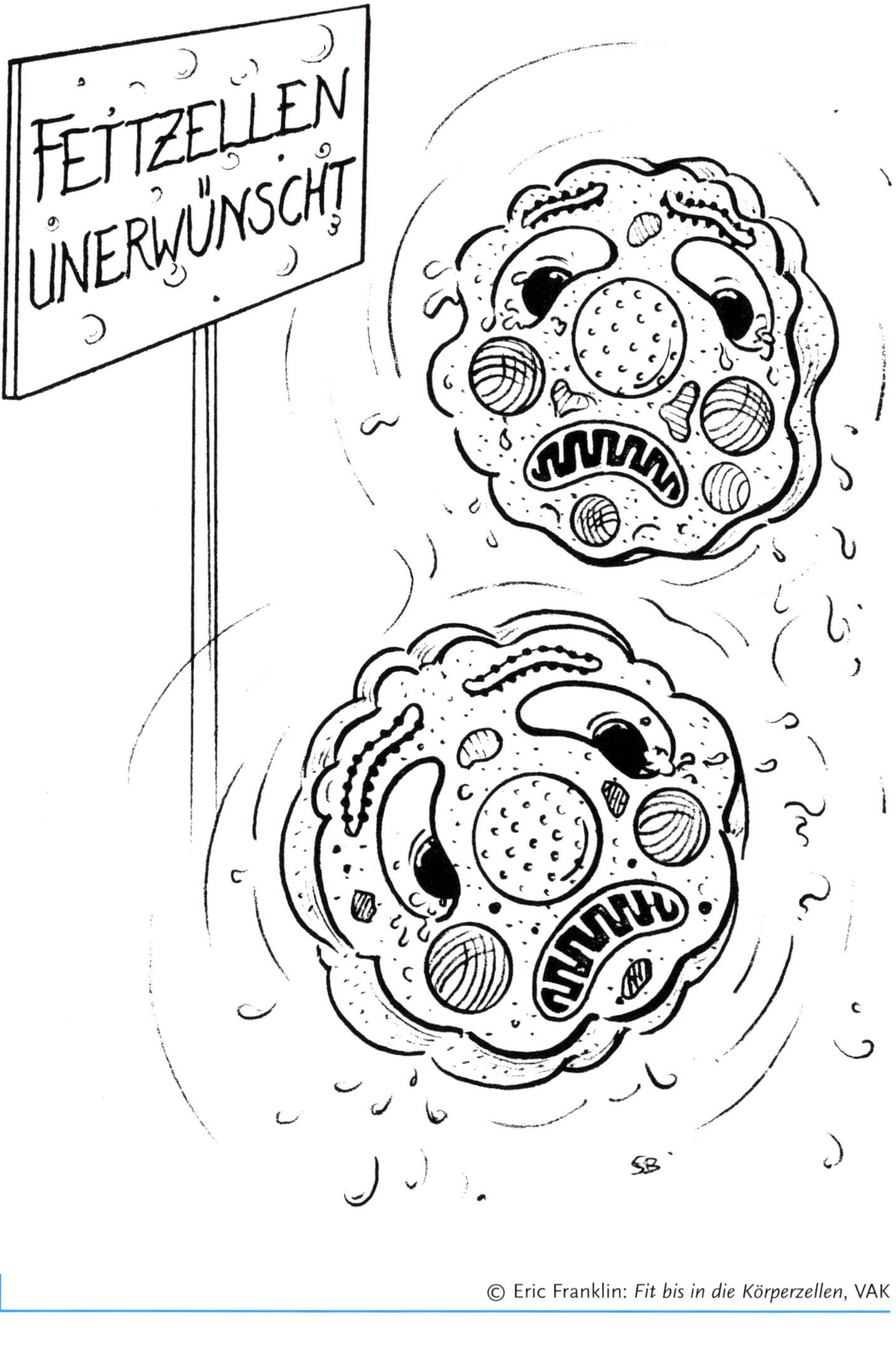

Mein Körper reagiert gerne auf Bilder der folgenden Art: „Alle meine Gewebe haben eine wichtige Rolle und erfüllen ihre Aufgaben gewissenhaft. Ich brauche etwas Fett, um gesund zu sein.“

Das Idealgewicht visualisieren

Wir stellen uns nun unsere ideale Figur vor, wir sehen sie klar vor unserem inneren Auge, wir spüren sie im Körper, wie wenn sie schon da wäre. Wir fühlen uns schlank und rank, kräftig und beweglich. Fett ist unser Freund, wir haben genau so viel davon, wie es unseren Wünschen entspricht – genug für Gesundheit und gutes Aussehen.

Falls Ihre Nahrung ausgeglichen ist und viele frischen Lebensmittel enthält (Gemüse, Obst, Vollkornprodukte) und falls Sie sich diesen Gedanken (siehe oben) regelmäßig durch den Kopf gehen lassen, werden Sie feststellen, dass Ihr Hungergefühl sich entsprechend anpasst und Ihr Idealgewicht sich einstellt.

Antioxidantien schützen die Zellen

Die reichliche Zufuhr von Stoffen mit genügend Vitaminen ist für die Jugendlichkeit der Zellen sehr wichtig. Instabile Moleküle, die so genannten freien Radikale, werden als Feinde der Zellen angeprangert und mit Antioxidantien überschüttet. Antioxidantien ist ein allgemeiner Begriff für Stoffe, die freie Radikale neutralisieren, die der Erbsubstanz, der DNS, den Zellmembranen und anderen Teilen der Zelle schaden könnten. Freie Radikale richten Schaden an, indem sie anderen Molekülen ein Elektron „stehlen“. Elektronen sind Teile von Atomen, die die Moleküle aufbauen, aus denen unser Körper besteht.

Elektronenaustausch ist gang und gäbe unter den Molekülen, aber manchmal bleiben Moleküle zurück, die nicht mehr vollständig und deshalb instabil sind. Diese werden dann zu „Elektronen-Räubern“, in der Chemie als Oxidantien bekannt. Stoffe, die diesen Molekülen Elektronen liefern, heißen deshalb Antioxidantien. Für den Körper ist es natürlich besser, wenn zum Beispiel Vitamin-C- oder E-Moleküle (die von außen aufgenommen werden) als Antioxidantien wirken und nicht körpereigene Moleküle, die von den freien Radikalen angegriffen werden – daher rührt die allgegenwärtige Lobeshymne auf die Vitamine und andere Antioxidantien. Reichlich Antioxidantien gibt es zum Beispiel in Beeren, Äpfeln, Zwiebeln und in grünem Tee.

Die Zusammenstellung, die Balance und Interaktion der Nahrungsmittel ist aber wichtiger als das übermäßige Konsumieren einzelner Antioxidantien. Unser eigener Körper produziert freie Radikale als Nebenprodukt bei der Energieherstellung in den Mitochondrien. (Im Alter lässt die Produktionskraft der Mitochondrien nach, sie können den Sauerstoff weniger gut in Energie verwandeln, es entstehen mehr freie Radikale.) Unser Immunsystem verwendet freie Radikale als „chemische Waffen", um eingedrungene Mikroorganismen abzutöten. In diesem Sinne sind die freien Radikale auch als positiv anzusehen. *Angst* vor freien Radikalen ist schlimmer für den Körper als die freien Radikale selbst.

Mentale Antioxidantien

Wir stellen uns vor, dass wir genauso viele Antioxidantien im Körper haben, wie wir brauchen, um unser Gewebe optimal zu schützen. Freie Radikale sind unsere Freunde und werden für den Zellabbau dort eingesetzt, wo es sinnvoll und hilfreich ist. Unserem Immunsystem stehen immer genügend freie Radikale zur Verfügung. Unsere gesunden Zellen sind unantastbar, von Antioxidantien geschützt. Wir haben immer genügend mentales Vitamin C.

Mehr Energie – weniger freie Radikale

Wohin wir unsere Gedanken lenken, dorthin wandert auch unsere aufbauende Kraft. Wir stellen uns unsere Mitochondrien vor, viele Tausende oder noch mehr in jeder Zelle. Die Mitochondrien schätzen diese Aufmerksamkeit, es verleiht ihnen Kraft, den Sauerstoff besser zu verarbeiten. Wir spüren, wie der Sauerstoff, den wir einatmen, vollständig zu Energie umgewandelt wird. Es entstehen weniger freie Radikale, dafür mehr ATP.

Zellmembranen brauchen Fett

Wenn unser Körper Kohlenhydrate oder Proteine aufnimmt, werden diese Stoffe aufgespalten und für den Einbau im Körper in die richtige Form gebracht. Einige Fette werden auch aufgespalten, andere wiederum überstehen die Verdauung ohne große Veränderungen und werden Teil unserer Zellmembranen. Dieses Fett beeinflusst unser Zellverhalten beträchtlich.

Eines dieser Fette ist die Omega-3-Fettsäure. Diese findet man im Fisch und in bestimmten Ölen. Nun gibt es einen Unterschied zwischen „langkettigen" und „kurzkettigen" Omega-3-Fettsäuren, je nach Anzahl der Kohlenstoffatome. In Fischen befinden sich die langkettigen und in den meisten Ölen (wie Walnuss-, Lein- oder Hanföl) die kurzkettigen. Vegetarier werden nicht gerne hören, dass es die langkettige Omega-3-Fettsäure ist, die die Zellmembranen besonders schätzen. Die langkettigen Fettsäuren verdrängen andere entzündungsfördernde Moleküle – und entzündliche Prozesse bilden die Basis vieler Krankheiten. Verschiedene langkettige Omega-3-Fettsäuren sind auch gut für Herz, Gehirn und Augen.

Unser Essverhalten kann also direkt die Qualität der Zellmembranen beeinflussen. Allerdings: Was gegen den Fischkonsum spricht, ist zum einen das Überfischen und die drohende Ausrottung vieler Fischarten, zum anderen auch der hohe Quecksilbergehalt vieler Fische. Dieses Probleme können zum Teil umgangen werden, indem man weniger große Fische wie Thunfisch isst und sich mehr auf die Fische konzentriert, in denen die langkettigen Omega-Säuren versteckt sind, wie zum Beispiel Sardinen und Sardellen.

Bewegung – nicht zu wenig und nicht zu viel!

Bewegung ist bekanntlich ein sehr wichtiger Faktor für die Gesundheit. Aber wie die alten Griechen schon wussten: Das *Maß* ist entscheidend. Zu viel Bewegung bedeutet Stress. Ich habe einmal bei einem großen Tanzfestival in den USA gearbeitet, das sechs Wochen dauerte. Obwohl ich grundsätzlich die Auffassung vertrete, dass Tanzen gesund ist, konnte ich damals zuschauen, wie sich etwas Gesundes in etwas Schädliches verwandelte. Nach etwa vier Wochen war auch für viele der fitten jungen Tänzer(innen) das Limit erreicht. Viele trainierten sechs Stunden am Tag, mit zusätzlichen Probestunden. Ihr Aussehen war entsprechend blass und ausgemergelt – das Resultat von zu viel Bewegung. Die

Folgen von zu viel Training sind vergleichbar mit den Folgen von zu wenig Training: geschwächtes Immunsystem, abfallende Kraft und Beweglichkeit sowie Stimmungstiefs.

Dass ausgeglichenes Bewegen gesund ist, das wussten schon die alten Griechen, sie hatten das wohl erste „Body-Mind-Fitness-Center" der Welt im alten Olympia eingerichtet. Der Zusammenhang zwischen körperlicher, mentaler und spiritueller Kraft war erkannt und wurde praktiziert. Wer diese Stätten aufsucht und etwas feinfühlig ist, wird wohl spüren, dass die Energie dieser Orte auch heute noch sehr aufbauend ist.

Bewegung ist für Herz und Kreislauf sehr wohltuend. Bewegungs*mangel* ist für diese Organe vergleichbar schädlich wie Rauchen. Bewegung ist aber auch ein Stimmungsheber, verbessert die geistigen Funktionen und vermindert möglicherweise die Gefahr bestimmter Krebsleiden (Darm). Bewegung hilft gegen die Zuckerkrankheit (Diabetes) und sollte Teil der positiven „Fett-Diät" (siehe oben) sein. Bei ausreichendem Bewegungstraining können Muskelzellen Insulin und Zucker besser verarbeiten.

Wenn zu viel Bewegung ungesund ist, was ist dann andererseits das Minimum? Dies ist schwierig zu definieren, aber schon eine halbe Stunde Gartenarbeit pro Tag (mit einer guten Haltung natürlich) reicht aus und kann als Bewegungstraining gelten. Wer kann, sollte jeden Tag eine Stunde tanzen oder ein Fitnesstraining absolvieren. Wer sich dies aus zeitlichen oder finanziellen Gründen nicht leisten kann, kann sich mit einem beschleunigten Spaziergang behelfen. Bei diesem Spaziergang kann man gleichzeitig bewusst atmen und sich mit Naturbetrachtungen auftanken.

Wem es gelingt, verteilt auf den Tag kleine „Bewegungssnacks" einzubauen, dem werden die Zellen es danken. Man kann sich dabei an die natürlichen Gegebenheiten seiner Umgebung halten: kleine Fitnesspausen bei der Büroarbeit, immer die Treppe nehmen statt den Aufzug, zu Fuß die Zeitung holen, mit dem Fahrrad kleinere Einkäufe machen, das Auto möglichst weit weg parken (dort, wo immer Platz ist!) – und schon hat man mehr Bewegung im Alltag.

Kraft- und Beweglichkeitstraining ist genauso wichtig wie den Kreislauf in Schwung zu bringen, vor allem für die älteren Jahrgänge. Studien haben gezeigt, dass ein wenige Monate dauerndes Krafttraining den Kraftverlust von zwanzig Jahren wettmachen kann. Kraft- und Beweglichkeitstraining stimulieren auch die Knochen und das Bindegewebe zum Aufbau neuer Zellen und Zellprodukte, was für ältere Frauen und Männer von großer Bedeutung ist. Es folgen hier zwei kleine Bewegungsübungen für „zwischendurch."

Das Schulterblatt auf dem Rücken gleiten lassen

Oft ist das Schulterblatt auf dem Rücken „stecken geblieben“ – sozusagen eingefroren. Ist das Schulterblatt unbewegt, werden natürlich auch die sechzehn Muskeln, die daran befestigt sind, kaum trainiert. Sie verspannen sich, werden schwächer oder verharren in einer verkürzten Stellung. Das Resultat ist eine eingesunkene Haltung, eingeschränkte Atmung und Druck auf dem Herz.

Als Kind bin ich gerne mit zu großen Schuhen herumgeschlurft. Man musste diese auf dem Boden gleiten lassen, sonst wären sie abgefallen. Die Schulterblätter dürfen jetzt auch „schlurfen“, wie fellig weiche Pantoffeln gleiten sie über das „Rückenparkett“ hinweg. Wir bewegen die Schultern nach oben, nach unten, nach außen und nach innen, zuerst langsam und dann immer schneller werdend. Dabei beobachten wir unsere Atmung, atmen tief ein und aus, wenn möglich durch die Nase.

Diese Bewegungen sollten wir mindestens eine Minute lang ohne Unterbrechung durchführen. Hinterher spüren wir eine bessere Haltung und Beweglichkeit in den Schultern, wir sind aufrechter und wacher.

Marschieren auf der Stelle

Diese Übung erinnert mehr an preußische Sitten als an moderne Fitness. Trotzdem ist sie wirksam und lehrreich zugleich:

Im Stehen heben wir abwechselnd das linke und das rechte Bein in die Höhe, als würden wir übertrieben marschieren. Wir tun dies zuerst langsam und dann immer schneller, drei bis vier Minuten lang ohne Pause. Wir spüren dabei verschiedene Muskeln und Gewebe gemäß unseren Beweglichkeits- und Stärkemustern. Die Atmung wird angekurbelt und es könnte sein, dass die Füße kribbeln. Wichtig ist, dass wir immer weiteratmen, möglichst durch die Nase. Um die Bewegung zu vereinfachen, stellen wir uns vor, dass ein Faden die Knie in die Höhe zieht.

Nach drei Minuten bleiben wir einige Augenblicke lang stehen und beobachten unseren Körper. Wie bei der Übung oben fühlen wir uns wacher und die Beine und Füße sind belebt.

Gesunde Schwingungen wahrnehmen und nutzen

In den erwähnten Gesundheitszentren der alten Griechen war ein wichtiger Teil der Pflege eine schöne Umgebung: Blumen, Pflanzen, Wasserläufe und Gebäude waren so ausgerichtet, dass Kranke die Anblicke und Geräusche möglichst intensiv und fortwährend aufnehmen konnten.

Leider sind viele der heutigen Krankenhäuser eher selten nach diesem Prinzip ausgerichtet. Vielerorts werden große Anstrengungen unternommen, um diese Idee wenigstens ansatzweise zu verwirklichen.

Was wir aber immer tun können ist uns mit gesunden *geistigen* Schwingungen zu umgeben. Der wichtigste Faktor ist dabei unser Gedankeninhalt, denn darüber können wir in jeder Umgebung bestimmen, auch ohne echten Wasserlauf und Blumenwiese. Nur schon an eine schöne Landschaft zu denken hilft deren entspannende und frische Schwingung aufzunehmen. Idealerweise haben wir auch einen Menschen, jemanden, an den wir so denken können, dass wir uns glücklich und voller Liebe fühlen.

Dies mag alles sehr blumig tönen, aber es ist tatsächlich so. dass wir in einem Meer von aufbauenden und abbauenden Schwingungen baden, in einem Meer, das neben eiskalten Strömungen auch karibische Wasser führt. Die Kunst besteht darin zu spüren, dass es tatsächlich solche Unterschiede gibt, und sich dann vor allem mit denen zu beschäftigen, die aufbauen. Diese Fähigkeit zu entwickeln braucht Zeit und viel Feingefühl. Mit der Zeit braucht man dann nur eine Blume zu betrachten oder einen Baum zu berühren und man merkt gleich, ob es einem gut oder sogar sehr gut tut.

Leider gilt dasselbe für Menschen. Bestimmte Menschen sind von einer angenehmen Schwingung umgeben, weich und locker wie Seide, andere wiederum fühlen sich an wie eingebunden in etwas Hartes und Verstocktes. Die Gefahr bei solchen Beschreibungen ist natürlich, dass sie eine Projektion der eigenen Gefühle auf einen anderen Menschen darstellen können. Das muss man unterscheiden lernen: Was ist Abwälzen meiner eigenen Empfindung auf einen anderen Menschen und was ist tatsächlich die Schwingung des anderen? Es geht hier keinesfalls um ein wertende Klassifizierung in aufbauende und abbauende Menschen, dies wäre falsch und auch gefährlich.

Meist wissen wir aus Erfahrung, dass uns gewisse Menschen nach einer Weile erschöpfen, während andere uns einfach uns wohl fühlen lassen. Jeder Mensch denkt spontan an Menschen, die er liebt. Wieso denken wir dann auch so oft an Menschen, die uns ärgern oder uns etwas zuleid getan haben: Dabei nehmen wir viele schlechte Schwingungen auf, die das „Futter“ für tiefe Furchen im Gesicht darstellen. Lang andauernder Ärger ist die beste Voraussetzung für ein zermürbtes und verbrauchtes Aussehen.

Unsere Umgebung gestalten

Mit diesen Fähigkeiten können wir unsere imaginäre Umgebung befruchten: Die Blumen, die uns gut tun, schweben um uns herum, die Landschaft, die uns gut tut, schwebt um uns herum, rauschende Bäume oder kristallklares Wasser, Gedanken, die uns gut tun, Kunst, die uns gefällt, Melodien, die unseren Raum auftanken (– nein, keine schwebenden Gurken …, o je, jetzt mussten Sie sich diese vorstellen!).

Stammzellen – das Kapital des Körpers

Stammzellen können sich unendlich oft teilen. Sie stellen das Kapital des Körpers dar. Im Knochenmark gibt es besonders viele Stammzellen; diese produzieren pro Sekunde ein bis zwei Millionen neue Zellen. Diese Zellen verwandeln sich eine Vielzahl von Blut- und Immunsystemzellen: in die roten und weißen Blutkörperchen. (Leukozyten, Granulozyten, Lymphozyten, Makrophagen)

Sind die Stammzellen aktiv, so ist verbrauchtes oder beschädigtes Zellmaterial kein Problem für uns, wir haben immer Nachschub an frischen Zellen. Ein Trend in der Regenerationsforschung ist das Aktivieren embryonaler Stammzellen, mit denen man ganze Organe wiederherstellen will. Es wird noch debattiert, ob die Stammzellen der Erwachsenen dieselben Eigenschaften besitzen wie die embryonalen.

Die Zellatmung aktiviert die Stammzellen. Wenn unser Zellstoffwechsel ungenügend ist, so „sterben“ die Zellen langsam ab, indem sie sozusagen „ersticken“. Durch einen vollständigen Zellstoffwechsel, eine vollständige Zellatmung können wir unsere Zellen gesünder erhalten (siehe auch unter Zellmembran).

Es ist wissenschaftlich dokumentiert, dass Patienten mit starkem Willen zum Leben auch bei lebensbedrohlichen Krankheiten wieder gesund werden können. Dieser Wille wird über gezielte Gedankenformulierung und Imagination verfeinert und verstärkt. Unsere Imagination wirkt auf die Zellebene ein, so dass wir sofort mit unserer Stammzellenkur beginnen können.

Ich habe diese Dinge in der Praxis oftmals erfahren dürfen, auch am eigenen Leibe: Die Kombination von klarem Willen und Imagination zeigt fast wundersame Wirkung.

„Alles ist möglich ...“

Wir sagen uns: „In meinem Körper ist alles möglich. Meine Stammzellen sind bereit sich für alles zu öffnen, was mir gut tut.“ Jeder Bereich, jedes Gewebe kann regeneriert und erneuert werden. Wir spüren, wie unsere Stammzellen aktiv werden, um genau an den Stellen zu wirken, wo Verjüngung und Erneuerung stattfinden sollen.

Wir sagen mit voller Überzeugung: „Meine Erbsubstanz (DNS) ist stark, meine DNS hat Freude, meine Stammzellen regenerieren mein Gewebe vollständig.“

Auch Ellbogen können verliebt sein

Oft wird erklärt, dass die Lösung für Verspannung und Krampf in mehr Bewegung liege. Das Geheimnis der Gelöstheit liegt aber nicht nur in der Bewegung an und für sich, sondern im erwähnten Zusammenspiel von Gedanken und Bewegung. Die jeden Krampf meisternde Bewegung ist diejenige, die liebevoll und mit Freude ausgeführt wird. Liebe verjagt Verspannung. Liebe äußert sich nicht nur beim Anblick des Partners, sondern auch in jeder Körperzelle. Wo Liebe ist, hat Verspannung keinen Platz mehr. Jede Bewegung, die lieblos ausgeführt wird, erzeugt unnötig Spannung, und jede Bewegung, die liebevoll ausgeführt wird, verbessert die Fitness der Zellen.

Liebe im Körper, in den Zellen und Muskelfasern zu spüren, das bedarf zunächst einiger Konzentration und Übung. Oft erleben wir die Liebe im Bauch („Schmetterlinge“), im Herz (Klopfen) – wieso nicht auch im Fuß? Festzustellen, dass wir in jedem Körperbereich, in jeder Zelle und mit jeder Bewegung Liebe, Freude und Wohlgefühl ausdrücken können, mag zunächst fremd sein, obwohl es eigentlich das Selbstverständlichste von der Welt ist. Wieso darf der Ellbogen nicht lieben, sondern nur das Herz?

Jede Bewegung ist eine Äußerung der unendlichen Liebe, die uns erschaffen hat. Wenn man gerade an Schmerzen leidet, ist alles schwer zu verstehen, was ich hier schreibe. Aber früher oder später wird jede Verspannung vor dem Wohlgefühl, das durch die Liebe erzeugt wird, den Rückzug antreten.

Wer Bewegung als Belastung empfindet oder nur aus Pflichtbewusstsein trainiert, der schickt ein ganz klares Signal in sein Gewebe. Der Körper spürt in jedem Augenblick die Einstellung, die wir zu ihm haben. Wenn das Gewebe zu lange negative Einstellungen „auftankt", äußert sich dies früher oder später mit Schmerzen oder noch schlimmer: mit einer chronischen Krankheit (wie Arthrose). Ich möchte dabei die mechanischen Faktoren von Schmerzen, Unfällen und körperlichen Disbalancen nicht in Frage stellen, nur relativieren und in einen größeren Zusammenhang stellen.

Liebe und Freude in allen Geweben

Wir beginnen die Finger einer Hand zu beugen und zu strecken, wir suchen dabei nach dem Gefühl der Freude im Gewebe. Muskeln und Gelenke sind zum Bewegen geboren, sie lieben die Bewegung. Wir bewegen nun das Handgelenk und den Ellbogen. Gedanklich sagen wir dazu: „Ich liebe es mich zu bewegen." Wenn eine Gegenstimme sagt: „Humbug!", so ignorieren wir sie; wenn wir ihr keine Aufmerksamkeit schenken, wird sie verschwinden. Wir bewegen die Schultern mit: „Meine Schulter liebt Bewegung."

Wir können diese Bewegung in den ganzen Körper hineintragen und sagen uns: „Ich liebe Bewegung, jede Zelle in meinen Körper liebt Bewegung." Auch die Atmung liebt ihre Bewegung. Der Nacken liebt seine Bewegung. Die Wirbelsäule ist begeistert von Bewegung, das Becken genießt jeden Augenblick, die Beine und Füße erfreuen sich der Bewegung. Wir bewegen den ganzen Körper und hören das Echo der Zellen: „Wir lieben Bewegung!"

Die Zellen geschmeidig halten!

Altern ist auch durch eine Verschlechterung des Stoffwechsels der Zelle bedingt. Dieser Stoffwechsel findet an der Zellmembran statt. Das Visualisieren der Zellatmung ist sehr förderlich bei dem Bemühen, die Zellatmung zu unterstützen und aktiv zu halten.

Oft wird die äußere (Lungen-) Atmung geschult. Ich habe aber immer wieder erlebt, dass die äußere Atmung sehr stark vom Stoffwechsel der Zellen abhängt. Je besser dieser Stoffwechsel der Zellen, desto tiefer und entspannter ist auch die äußere Atmung.

Mit zunehmendem Alter trocknet das Gewebe mehr und mehr aus. Sind wir bei der Geburt noch zu 90 Prozent aus Wasser, so gehen mit den Jahren bis zu 30 Prozent davon verloren. Altern ist Austrocknen.

Das Resultat ist ein Annähern der Membranen und Fasern, weil die wassergefüllte Matrix dünn geworden ist. Die Gewebe beginnen zu verkleben. Diese Verklebungen werden offenbar durch Glukose (Zucker) gefördert, wie in verschiedenen Experimenten nachgewiesen werden konnte. Verkleben die Strukturen des Körpers, so werden wir weniger beweglich. Dies führt dazu, dass das Gehirn weniger zu tun hat, es gibt weniger Bewegungen, die die Gehirnzellen kontrollieren und führen müssen. Beweglichkeitsverlust schickt die Gehirnzellen in „Pension". Da die Gehirnzellen vernetzt sind, werden dadurch auch Gehirnzellen in anderen Zentren, zum Beispiel in den Bereichen Emotion und Gemüt, beeinflusst. Bewegung hat eine stimmungsverbessernde Wirkung, Bewegungsmangel und Depression, Mangel an Lebenslust sind enge Verwandte.

Abbildung 53 ***Verkrustete Erde – steht für ausgetrocknetes Gewebe: starr, steif, unbeweglich***

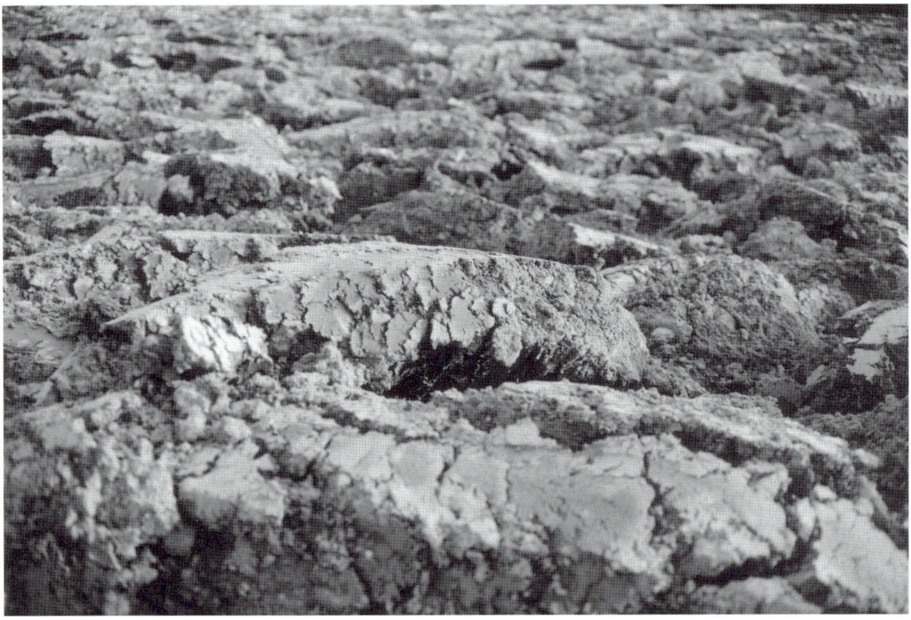

Beweglichkeit ist überall

In unserem gesamten Körper befinden sich Gelenke und Gleitflächen. Zwischen den Knochenenden, zwischen Muskeln, zwischen den Organen, zwischen den Bindegewebsschichten, zwischen Organen und Zwerchfell, zwischen Organen und Muskeln oder Organen und Knochen; zwischen den Zellen, zwischen den Zellen und der Matrix. Unser Körper besteht aus Beweglichkeitspotential. Bewegen wir einen Arm, so gleiten unendlich viele Flächen übereinander, ein Gleitglücksgefühl. Bewegen wir die Wirbelsäule, sind es sogar noch mehr Flächen, die in Gang gebracht werden. Wir bewegen den ganzen Körper mit der Idee von Gelenken, Gleitflächen bis in die Zellen hinein.

Sprudelnder Fluss **Abbildung 54**

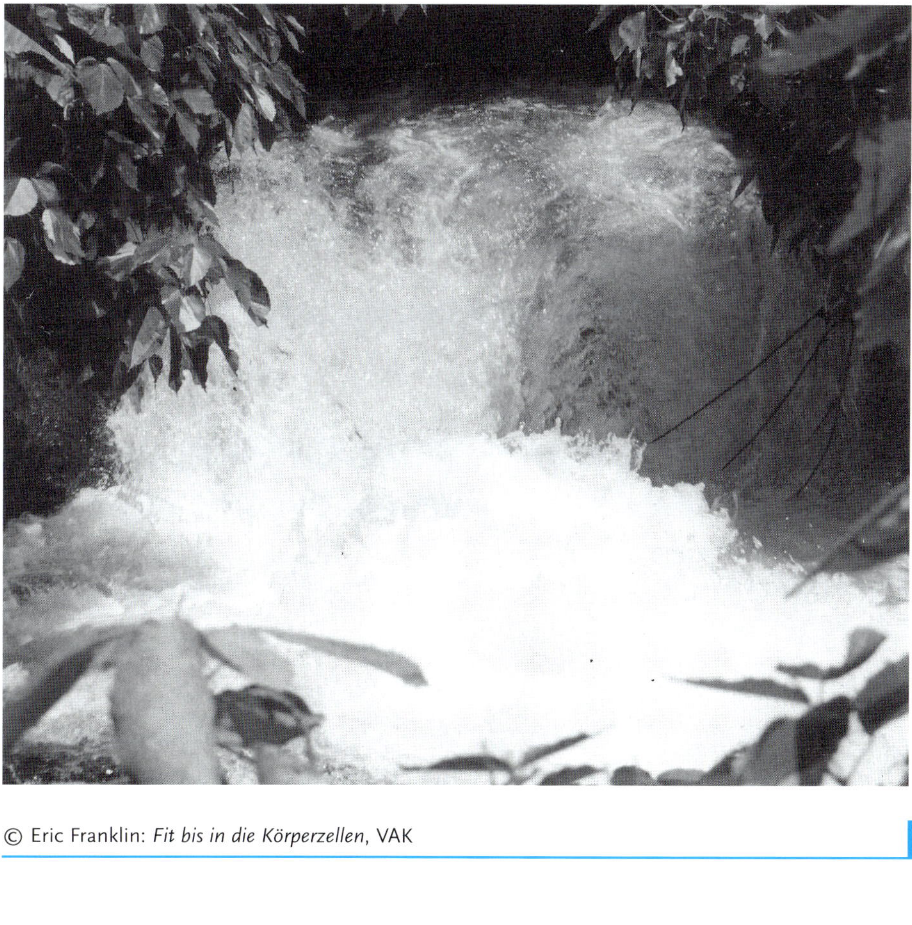

Innere Bewässerung

Wir stellen uns vor, dass zwischen unseren Zellen die Flüssigkeit tanzt, *in* den Zellen ist es flüssig, *um* die Zellen ist es flüssig, durch die Zellen hindurch ist es flüssig. Unsere Bewegung ist flüssig, unsere Gedanken sind flüssig.

Wellenförmig fließender Atem

Wir atmen tief ein und aus. Wir tun dies ohne Aufwand, als gelassene Beobachter. Mit der Zeit stellen wir fest, dass die Atmung wie eine Welle im Bauch beginnt und sich bis ganz oben im Brustkorb fortsetzt. Wenn wir ausatmen, wandert die Welle vom Brustkorb nach unten bis in den Bauch.

Wir beobachten diese Welle, nach oben und wieder nach oben, ohne einzugreifen. Einmal ist sie größer, einmal kleiner. Es gibt kein gut oder schlecht, nur die Atmung und *mich* als Beobachter.

Öl und nochmals Öl!

Dieses Experiment ist der indischen ayurvedischen Medizin entnommen, die behauptet: Öl heilt alles. Ich habe festgestellt, dass das Einreiben von Öl sehr harmonisierend auf das vegetative Nervensystem wirkt. Es empfiehlt sich, das Öl (in einer Flasche) im warmen Wasserbad aufzuwärmen (nicht zu heiß!). Es eignen sich Sesamöl, Olivenöl und eigentlich jedes hochwertige Öl. In der klassischen ayurvedischen Behandlung wird der Klient auf einem Bett liegend eingeölt. Idealerweise arbeiten zwei Masseure/Masseurinnen synchron auf beiden Seiten des Klienten. Dies ist sehr angenehm, aber für den täglichen Hausgebrauch etwas kostspielig.

Ich empfehle daher, die Kraft der Vorstellung und Wahrnehmung zu nützen und die traditionell eher passive Behandlung aktiv zu unterstützen: In dem Augenblick, in dem man das warme Öl auf den Körper gießt, spüren wir die Reaktionen der Organe, der Muskeln und der Atmung. Es kann sein, dass man sofort eine Entspannung wahrnimmt. Wir versuchen, das ölige Erleben auch in den Körper hinein wahrzunehmen. Wir stellen uns vor, wie jede Körperzelle von einer wärmenden Ölschicht umgeben ist. Interessanterweise besteht auch die Zellmembran aus Phospholipiden, also Phosphor-Fett-Molekülen. Die Zellen rutschen nun auf dem reichlichen Öl aus und taumeln umher, wie kugelrund eingepackte Kleinkinder im Winter auf dem Eis.

Man kann je nach Belieben Schultern und Arme oder andere Problemstellen einreiben, aber ich empfehle, auch einmal den ganzen Körper zu behandeln und das Öl eine Weile auf dem Körper zu lassen.

Gelassenheit statt Stress und Anstrengung

Anstrengung ist ein Verhaltensmuster, das wir manchmal als notwendig betrachten, um eine bestimmte Leistung zu vollbringen. Diese Einstellung verbraucht den Körper und macht ihn schneller alt. Wenn sogar eine olympische Medaille oder ein Weltmeistertitel anstrengungslos und mit dem Gefühl des Fließens *(Flow)* gewonnen werden kann, wieso nicht der Alltag?

Wenn man beginnt sich mehr und mehr zu entspannen (und ich meine vor allem Entspannung während einer Tätigkeit), so beginnt man zu spüren, dass man getragen wird.

Die Energiegewinnung des Körpers erfolgt in den Mitochondrien mit Hilfe von Sauerstoff. Diese Prozesse sind bei einem stressreichen Leben viel schneller als bei einem ruhigem Leben. Je nach Größe der Flamme kann ein Stück Holz länger brennen oder etwas weniger lange.

Sehr alte Menschen berichten nicht unbedingt von einem einfachen Leben, sondern von gelassener Reaktion auf das Leben mit all seinen Facetten. Eine solche Einstellung, die uns das Leben gelassener und ruhiger, mit weniger Aufregung genießen lässt, kann das Leben verlängern.

Gelassenheit ist nicht gleichbedeutend mit Gleichgültigkeit. Gelassen sein bedeutet, nicht bei jedem unerfreulichem Ereignis aus der Fassung zu geraten. Die Ereignisse passieren im Außenraum und nicht als Aufwallung in unserem Körper. Wir können sie nüchtern betrachten und Lösungen herbeiführen.

Abbildung 55 ***Der Sturm in den Zellen wird zur Ruhe gebracht***

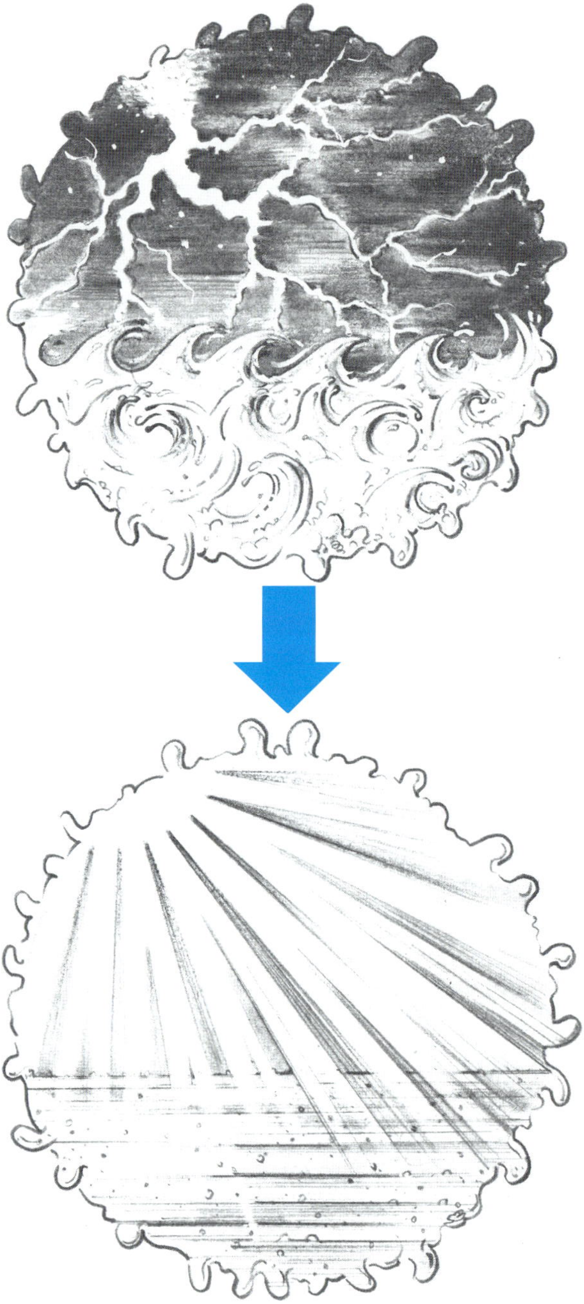

Die Gedankenwellen beruhigen

Unsere Gedanken sind wie die Wellen auf dem Meer. Unser Bewusstsein ist wie die unendlichen Tiefen und Weiten des Meeres, unsere Gedanken sind nur oberflächliche „Störungen". Wir sehen, wie die Wellen sich langsam legen, es bleibt nur noch das stille Meer. Alles ruht, in allen Richtungen ist Stille, Weite, Unendlichkeit.

Wenn unsere Gedanken in unruhiger, aufgeregter Bewegung sind, bedienen wir uns dieses Bildes: stürmisches Meer in den Zellen, das allmählich ruhig wird. Aus Sturm wird Ruhe und Weite.

Das Positive herauspicken

Es empfiehlt sich aus all den Eindrücken, die wir jeden Tag sammeln, diejenigen in den Vordergrund zu stellen, die positiv auf uns einwirken. Das, woran wir denken wird gefördert. Anstatt nun alles Negative herauszupicken, suchen wir in unserem Alltag das Positive und schenken ihm besondere Beachtung. Sind an einem Tag *zehn* Menschen *nicht* nett zu uns, *einer* aber doch, so betonen wir am Abend in einem Gespräch, dass wir *einen* wirklich netten Menschen getroffen haben, anstatt über die anderen zehn zu klagen.

Interessanterweise wird sich so das Verhältnis langsam ändern, wir werden immer mehr nette Leute treffen und die griesgrämigen beginnen aus dem Leben zu verschwinden. Dies heißt nicht, dass wir lebensfremd sind oder diese Gedanken unterdrücken. Wir registrieren die negativen Erlebnisse, unterlassen aber deren Verstärkung durch gewohnheitsmäßiges Weitererzählen und Visualisieren. Das Positive wird nicht zugunsten des Negativen unterdrückt. Nur ein Tag mit dieser Einstellung bringt schon erstaunliche Veränderungen mit sich.

Jugendliche Einstellung – jugendliche Zellen

Die kritische Phase beim Altern liegt zwischen 75 und 90, wenn man sich womöglich mit „Altsein" identifiziert und sich dann auch entsprechend verhält. Viele Menschen, die über 90 Jahre alt werden, fallen schon so aus der Norm, dass sie gar kein Bedürfnis haben sich wie andere Menschen zu verhalten und brav zu sterben.

Mir ist immer wieder aufgefallen, dass alte Menschen, die noch sehr elastisch und sexuell aktiv sind, mit Argwohn und sogar mit Mitleid betrachtet werden. Sie verhalten sich nicht „altersgerecht". Wer sich mit altersgerechtem Verhalten anpasst, um akzeptiert zu sein, der beschleunigt seinen Alterungsprozess, er akzeptiert das Bild des Alterns.

Eine meiner Schülerinnen litt an einer viralen Herzkrankheit, ihr Zustand war bereits sehr ernst und die Ärzte konnten ihr keine Hoffnung auf Genesung mehr machen. Sie fühlte sich jedoch in ihrem Körper, in ihrem Gewebe so wohl, dass sie trotz der „unheilbaren Krankheit" (auch ein Etikett, ein Bild) wieder gesund wurde. Sie führt ihre Heilung auf das große Wohlgefühl zurück, das sie in den Zellen empfand. Altern (im Sinne des Abbaus, des Absterbens der körperlichen und geistigen Funktionen) ist also ein Bild und auf dieses Bild haben wir großen Einfluss.

Unsere Gedanken – Massage für die Zellen

Unsere Gedanken wirken wie eine subtile Massage auf unseren Zellen. Diese Massage ist umso wichtiger, als sie fast dauernd stattfindet. Jeder Gedanke ist eine kleine Schwingung, ein kleiner Impuls, der dem Körper helfen kann oder ihm unter Umständen schadet. Wenn wir uns ärgern, so durchdringen diese Gedanken zunächst unser eigenes Gewebe, bevor sie die „Zielperson" erreichen. Ärger ist zunächst eine Attacke auf das eigene Gewebe.

Ist „alles rauslassen", sich abreagieren wirklich gesünder, als diese Schwingungen gar nicht erst aufkommen zu lassen? Wenn wir auf einen Menschen wütend sind, so durchdringt die Wut zunächst unseren eigenen Leib, bevor der andere Mensch sie zu spüren bekommt. Diese Dinge sind natürlich nicht schon im Einzelfall zerstörerisch, sondern nur ein kleiner Wink unter vielen an die Zellen. *Viele* kleine Hinweise können aber Abbau und Zerfall bewirken.

„Ärgerfreie Zone“

Wir stellen uns vor, dass unsere Zellen eine „ärger- und wutfreie Zone“ sind. Schwächende oder störende Schwingungen dringen nicht in die Zellen ein. Nur was die Zellen aufbaut und gesünder macht, dringt zu ihnen durch.

Positive Gedanken sammeln

Wir füllen in unserer Vorstellung die Summe unserer Tagesgedanken in zwei Behälter ein. Den einen füllen wir mit kritischen, negativen, ärgerlichen Gedanken, den anderen mit aufbauenden, wohlwollenden, positiven Gedanken. Welcher ist wohl voller?

Eine Woche lang machen wir dieses Experiment. Am Abend betrachten wir immer unsere beiden Behälter und stellen fest: Wie voll ist der positive Behälter, wie voll ist der negative? Wir stellen uns vor, dass diese Behälter das Saatgut für unseren nächsten Lebensabschnitt beinhalten. Haben wir eine reichliche positive Aussaat oder nur Verfaultes?

Was können wir Positives von unserem Körper sagen?

Wir gehen jeden Bereich des Körpers einzeln durch und stellen fest, ob wir diesem Körperteil etwas Positives, Negatives oder gar nichts zu sagen haben. Wir betrachten eine unserer Hände und fragen uns: „Was habe ich der Hand zu sagen? Finde ich sie genial, elegant, gut proportioniert, funktioniert sie wie geschmiert, passt sie genau zu meinem Arm, zum Rest des Körpers?“

Wir wiederholen diesen Prozess für den ganzen Körper: Wir betrachten unsere Ellbogen und fragen uns: „Was habe ich dem Ellbogen zu sagen?“ Wir betrachten unsere Schultern und fragen uns: „Was habe ich der Schulter zu sagen?“ Wir betrachten unseren Kopf und fragen uns: „Was habe ich dem Kopf zu sagen?“ Wir betrachten unseren Brustkorb und fragen uns: „Was habe ich dem Brustkorb zu sagen?“ Wir betrachten unseren Bauch und fragen uns: „Was habe ich dem Bauch zu sagen?“ Wir betrachten unseren Rücken und fragen uns: „Was habe ich dem Rücken zu sagen?“ Wir betrachten unsere Beine und fragen uns: „Was habe ich den Beinen zu sagen? Dem Knie? Dem Fuß? Der Leber? Der Lunge? Dem Herz? Den Nieren? Meinen Zellen?“

(Interessanterweise ist es für viele Menschen schwierig sich positiv über ihren Körper zu äußern. Wenn ich jemanden frage, was er Positives über seine Füße zu erzählen hat, so folgt meist ein beklemmtes Räuspern. Es ist für den Körper sehr aufbauend, wenn wir eine Vision für ihn haben. Ein klares, richtungsweisendes Bild. Die Gene danken es uns.)

Die Grenzen der Wahrnehmung erweitern

In diesem Buch üben wir die Wahrnehmung der Zellen und ihres Innenlebens. Deshalb ist die Frage berechtigt: Ist dies überhaupt möglich oder nur Einbildung?

Ich habe über viele Jahre Praxis festgestellt, dass die Grenzen der Wahrnehmung sich unendlich erweitern lassen. Immer wieder gibt es wissenschaftliche Fortschritte, die dies bestätigen, gibt es Erlebnisse, sowohl bei meinen Schülern wie auch bei mir selbst, die zeigen, dass das, was heute unmöglich zu sein scheint, morgen schon Wirklichkeit ist.

Ich möchte folgendes Beispiel anführen: Vor vielen Jahren war ich in einem Kurs bei Bonnie Bainbridge Cohen, der Begründerin des *Body Mind Centering*™. Das Thema war die menschliche Entwicklung, und zwar diejenige vor der Geburt. Ich erfuhr, dass durch eine Einstülpung der Außenhaut des Embryos eine Röhre hinten am Körper entsteht, die später zum Rückenmark wird. Dies fand ich interessant. Aber zu *spüren*, was uns als 17 Tage altem Zellhaufen widerfahren war, fand ich an der Grenze des Möglichen.

Später aber, als ich mir diese Sache nochmals durch den Kopf gehen ließ. begann ich ein wohliges Gefühl im Rücken wahrzunehmen. Ich erlebte den Prozess dieser Einstülpung bei vollem Bewusstsein! Ich spürte den Zusammenhang und die Verwandtschaft zwischen den Zellen der Außenhaut und des Rückenmarks. Es war, als würden mich die Zellen aus ihrer Erinnerung dieses Ereignis nochmals erleben lassen. Das Erstaunlichste war, dass es sich so angenehm anfühlte. Eine weitere Wirkung des Ereignisses war, dass meine Wirbelsäule sich aufrichtete und meine Haltung sich verbesserte, während sich die Atmung vertiefte. Ich wiederholte den Prozess imaginativ und verkörperte diese Wahrnehmung, weil sie so wohltuend war. Ich hatte das Gefühl der Widergeburt in meinem Nervensystem.

In diesem Zusammenhang erlebte ich auch Folgendes: Der Verdauungstrakt ist eine Röhre, die in unseren Körper hineingestülpt ist. Sie ist auch auf die Außenwelt ausgerichtet, nur dass sie in uns drin liegt. Die Zellen in den Wänden des Darms betrachten die aufgenommene Nahrung und entscheiden wie Fließbandarbeiter bei der Qualitätskontrolle, was in unseren Körper aufgenommen werden sollte und was nicht. – Ich spürte wiederum die Verwandtschaft zwischen Außenhaut und Innenhaut. Anatomisch gesehen sind sowohl die Haut wie auch die Darmwand Epithelien: klar abgegrenzte Zellreihen, die einen begrenzten

Austausch von Stoffen ermöglichen. Diese Wahrnehmung war ebenfalls so wohltuend, dass ich sie einige Male wiederholte. Ich erlebte jetzt auch, wie diese Röhre greifen (nach Nahrung), stoßen (Speisebrei) und loslassen (Schlacken) kann, und nur wenn diese drei Prozesse in Balance sind, kann der Verdauungstrakt richtig funktionieren. Ich nahm auch den psychologischen Aspekt dieses Prozesses wahr: das Leben als Balance von Nehmen, Verarbeiten und Geben. Gesundheit findet in dieser Balance statt.

Diese Erlebnisse waren so konkret wie der Boden unter meinen Füßen. Keine diffusen Phantasiereisen, sondern klare, eindeutige Prozesse wurden mir von den Zellen vorgelegt.

Jedes Mal, wenn wir einen tief greifenden Prozess in unserem Körper wahrnehmen, findet auch eine tief greifende Gesundung statt. Wenn Unbewusstes zum Bewussten wird, wird viel Energie unter den Zellen frei. Machen uns die Zellen ihrer „Geschichte“ bewusst, findet Integration statt.

Pioniere des Zellbewusstseins

Mira Alfassa und Sri Aurobindo, zwei Yogis, die im 20. Jahrhundert lebten, sind sehr weit in das Zellbewusstsein vorgestoßen. Alfassa war gebürtige Pariserin (1878) und wanderte nach Indien aus, wo sie später auf den Yogi und Philosophen Sri Aurobindo traf. Alfassa schrieb unter anderem, dass sie ihre Zellen als „Millionen leuchtender Funken“ erlebte.

Sri Aurobindo war ein Inder, der in England die Universität besuchte und dann in seine Heimat zurückkehrte. Hier wirkte er zunächst im Befreiungskampf gegen England mit und zog sich später nach Pondicherry zurück.

Sri Aurobindo beschreibt die Ruhe, ein weites, friedliches Gefühl in den Zellen als Fundament der Gesundheit und der spirituellen Transformation. Er prägte den Begriff *Body-Mind* und sagte, dass den Zellen tatsächlich ein Bewusstsein innewohne. (Sri Aurobindo, *Letters on Yoga*, All India Books, Pondicherry 1970, S. 340) Er beschreibt auch, dass träge Muster, die den Zellen anhaften, Haupthindernisse für die spirituelle Transformation darstellen.

Aurobindo und Alfassa beschrieben ihre Erfahrungen lange vor der heutigen Body-Mind-Gesundheitswelle. Die Briefe von Sri Aurobindo an seine Schüler entstanden in den Jahren 1927 bis 1938. Die Aussagen von Sri Aurobindo erinnern uns daran, dass die Zellen nicht einfach nur verstehend wahrzunehmen sind, sondern dass es auch wichtig ist, den Zellen reinigende und lenkende

Impulse zu geben. Immer wieder betont Sri Aurobindo die Notwendigkeit einer fortschreitenden elastischen Beweglichkeit des Gewebes als wichtige Voraussetzung für die Fähigkeit, höhere Energien überhaupt wahrzunehmen.

In einem Buch von Satprem über die Zellerfahrungen Alfassas *(The Mind of the Cell)* wird sie zitiert: „Je näher man an die Zellen selbst herankommt, umso mehr rufen sie: 'Wir sind unsterblich.'" Gemäß diesen Aussagen kann sich jede Zelle als unsterbliche wahrnehmen.

Wie wir mehr spüren lernen

Viele Erfahrungen haben gezeigt, auf was es ankommt, wenn wir mehr spüren wollen. Die Grundbedingung ist ehrliches Interesse an mehr Körperbewusstsein und die Bereitschaft, die eintretenden Änderungen als neuen Teil unserer selbst zu akzeptieren. Wenn wir nicht bereit sind ein Verhalten aufzugeben, das uns schadet und uns schneller altern lässt, so ist es schwierig mehr Körperbewusstsein zu erreichen. Es mag selbstverständlich klingen, dass jeder Mensch bereit ist ein Fehlverhalten zu ändern – dies ist aber bei weitem nicht so.

Je größer die ehrliche Bereitschaft uns zu ändern sowie das loszulassen, was uns schadet, und das in den Vordergrund zu stellen. was uns gut tut, desto schneller werden wir vorankommen. Außerdem brauchen wir Ausdauer und Übung.

Ein Beispiel, das mir zeigte, dass große Resultate auf sich warten lassen, war meine Erfahrung mit der Zellpulsation. Vor langer Zeit sah ich ein Video, in dem das Pulsieren der Zellen zu sehen war. Die Lebendigkeit und die Aktivität der Zellen faszinierte mich total, aber obwohl ich öfter versuchte dieses Bild in meinem eigenen Körper wahrzunehmen, spürte ich nie etwas.

Eines Tages aber, als ich nochmals über diese Szene im Video nachdachte, geschah es. Das Pulsieren stieg in meinem Körper hoch wie eine angenehme innere Massage der Zellmembran, es war fast so, als wäre jede Zelle ein kleines pulsierendes Herz. Es war sehr angenehm. Und seither kann ich dieses Gefühl immer wieder hervorrufen. Ich merkte, dass der Körper sich die Zeit nimmt, die notwendig ist, um eine bestimmte Aktivität im Körper dem Bewusstsein zugänglich zu machen. Stellen Sie sich vor, Sie würden alles, was Sie visualisieren, sofort auch wahrnehmen – es wäre zu viel des Guten, es wäre überwältigend, vielleicht sogar beängstigend. Zum Glück hat der Körper eine innere Intelligenz, die dafür sorgt, dass alles zu seiner Zeit geschieht.

Mit Hilfe der Berührung eines erfahrenen Pädagogen kann man diese Erlebnisse beschleunigen, aber nicht erzwingen.

Die Zellen lächeln lassen

Wir stellen uns vor, wie die Zellen lächeln. Wir erinnern uns an das Gefühl des Lächelns. Der Mund breitet sich dabei aus. Dieses Gefühl des Ausbreitens haben wir nun auch in der Zelle, während wir spüren, wie die Zellen lachen, kichern, sich rollen vor Freude. Alle Zellen heben an zu einem großen Chor des Lachens.

Globale Entspannungshilfe

Wir sind nicht allein auf unserem Planeten. Ungeheure schöpferische Tätigkeit entfaltet sich in jeder Sekunde und in jedem Winkel dieser Erde. In diesem Augenblick werden unzählige Lebewesen geboren, von der fast unsichtbaren Qualle bis zum Elefantenbaby. Trillionen Blumen entfalten sich und Ideen und Gedanken umgeben in einem kreativen „Dunst" Millionen von Menschenköpfe. Während Sie einmal ein- und ausatmen, hat sich die Gesamtheit der Bäume auf der Erde um 10 000 Kilometer weiter himmelwärts gestreckt. Diese Tatsachen können erstaunlicherweise unserer zellulären Fitness helfen.

Wir erleben, dass wir ein Teil dieses Ganzen sind, Teil dieser kreativen Orgie. Wir atmen ein, was die Bäume ausatmen, es entsteht in unsrem Körper ein Gefühl der ungeahnten Möglichkeiten, der Weite, des Platzes, des Raumes. Da sind unsere vermeintlichen Probleme nur klitzeklein, denn wir fühlen, dass wir nicht alleine sind mit dem Tragen unserer Schultern. Alle Bäume auf der Erde helfen mit uns zu lockern, indem sie den Sauerstoff für die Zellen zur Verfügung stellen. Da wir mit der ganzen Welt verbunden bin, können wir unsere Probleme so ausweiten, verteilen, dass diese über die Meere und Berge, über die Savannen und in die Winde hinein in so kleinen Portionen verflüchtigt werden, dass sie kaum noch irgendwo existieren.

Die Zellen wippen lassen

Stehen Sie mit den Füßen hüftbreit und beugen Sie die Beingelenke ganz leicht. Stellen Sie sich alle Zellen des Körpers als elastische Behälter vor, die auf jede Bewegung reagieren. Wippen Sie mit Ihren Beinen auf und ab und stellen Sie sich vor, dass all Ihre Zellen diese elastische Wippbewegung aufnehmen, ja sogar erzeugen. Stellen Sie fest, welche Körperbereiche noch nicht elastisch sind, und versuchen Sie diese auch in das Gefühl der Elastizität zu führen. Die Atmung bleibt frei. Üben Sie zwei, drei Minuten lang, dann gehen Sie einige Augenblicke im Raum oder im Freien umher und stellen Sie fest, ob Ihr Gang federnder geworden ist.

Die Gelenke tief und weich werden lassen

Wir legen unsere Hände in unsere Achselhöhlen und stellen uns vor, dass dieser Bereich tief und weich ist. Wir bleiben eine Minute lang in dieser Position und nehmen wahr, wie sich die Zellen dort entspannen. Wir legen unsere Hände an die Hüftgelenke und stellen uns vor, dass auch dieser Bereich tief und weich ist. Wir bleiben eine Minute in dieser Position und stellen uns vor, dass wir die Zellen entspannen. Wir gehen im Raum oder im Freien umher mit dem Gefühl tiefer, weicher Achselhöhen, Hüftgelenke und Kniekehlen. Die Zellen hier sind entspannt. Wir versuchen den ganzen Tag lang dieses Gefühl wachzurufen. Wenn wir dies tatsächlich tun, werden wir am Abend mehr Energie haben und uns viel elastischer und frischer fühlen.

Die Zellen mit „Gedankenwind" beflügeln

Jeder Gedanke, den wir haben, wird von den Zellen registriert. Die Qualität unseres Denkens nimmt stetigen Einfluss auf die Arbeit der Zellen. Sind die Gedanken aufbauend, so steigert sich die Zellkraft. Sind wir in einem Kreislauf von selbstkritischen und sorgenvollen Gedanken gefangen, werden unsere Zellen geschwächt.

Abbildung 56 *Positiver „Gedankenwind“*

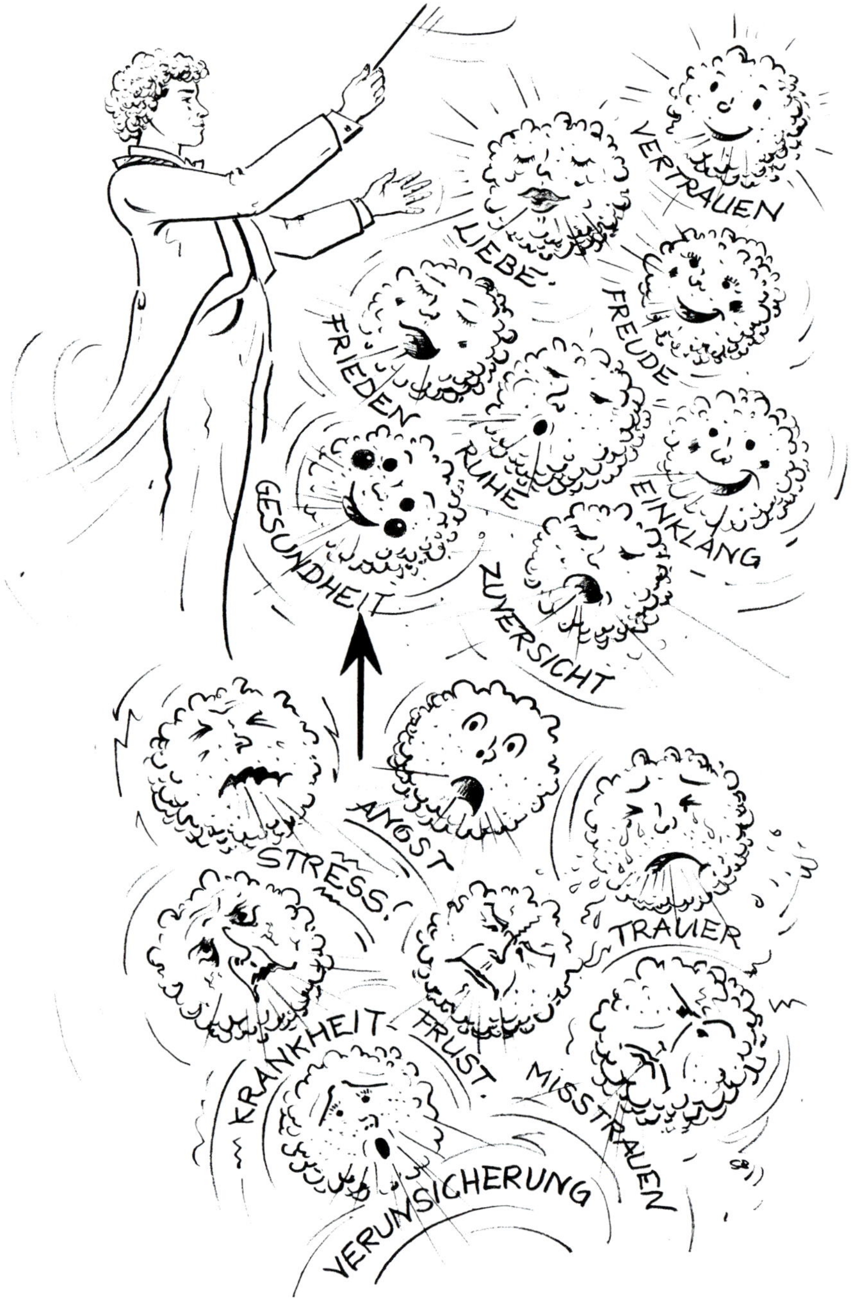

Wir stellen uns vor, dass unsere Gedanken der Antrieb sind für unsere gesamten Zelltätigkeiten. Beginnen wir mit dem Gehirn. Dort werden in jedem Augenblick Tausende von Funktionen ausgeführt. Impulse werden in einem hochgradig komplexen Zusammenwirken von Millionen von Zellen ausgetauscht und weitergeleitet. Wir stellen uns vor, dass unsere Gedanken die Qualität eines Windhauchs haben, der diese Zellaktivität wie Tausende von kleinen Windmühlen antreibt. Ist unsere Gedankenaktivität harmonisch, voller Lebenslust und positiver Kraft, so stellen sich unsere Zellen auf diese Lebensweise ein und produzieren ebenfalls nur Wohlgefühl und aufbauende Gedanken.

Wir konzentrieren uns jeden Morgen drei Minuten lang auf den positiven Einfluss der Gedanken auf unsere Gehirnzellen. Dieser angenehme Südwind bringt Schönheit, Entspannung, Ausstrahlung und Verjüngung. Wir spüren, wie unsere Gehirnzellen dafür programmiert werden und wie sich diese Einstellung im ganzen Körper verteilt.

Nach einigem Üben können wir den positiven Windhauch im ganzen Körper wirken lassen. Die Zellen baden im Wohlgefühl, unser Wesen gewinnt an Gelassenheit , unser Aussehen hat die Frische und Klarheit der zellulären Zuversicht.

Den Körper mit Sonnenlicht durchfluten und nähren

Wir visualisieren eine hell leuchtende Sonne über dem Kopf. Wir stellen uns vor, dass die Strahlen dieser Sonne unseren Körper durchdringen und ernähren. Wir stellen uns vor, dass dieses Licht auch bei der Zellteilung zugegen ist und sie so beeinflusst, dass die neugeborenen Zellen gesund, kräftig und voller Heilungsdrang sind, wenn sie zum Beispiel zum Immunsystem gehören. Wir spüren, wie die Sonne ganz viele im Körper verteilte Zellteilungen gleichzeitig beeinflussen kann. Die jungen Zellen leuchten hell und werden unseren Körper verschönern, sowohl innerlich wie auch äußerlich.

Die Sonne beeinflusst auch die Proteinherstellung am endoplasmatischen Retikulum und bei den Ribosomen. Wir spüren, wie das helle, wärmende Licht der Sonne die Ribosomen dazu veranlasst, Proteine so herzustellen, dass sie unseren Körper auf optimale Weise versorgen, aufbauen und ernähren können. Jedes Gewebe bekommt das, was es braucht, im richtigen Maße.

Die Sonnenkugel symbolisiert unsere Fähigkeit gegen störende Veränderungen des Zellkerns immun zu sein. Wir stellen uns vor, wie unsere DNS und RNS mit dieser Kugel in Verbindung stehen und von ihrem hellen Licht gereinigt werden.

Jeder Zellkern wird durch diese Sonne über unserem Kopf erhellt. Ein wohliges Gefühl breitet sich in unseren Zellen aus. Wir spüren, wie die Zellen heller werden, so wie Lampions, in denen man eine Kerze angezündet hat. Dieses Licht verdrängt alles Dunkle und Negative.

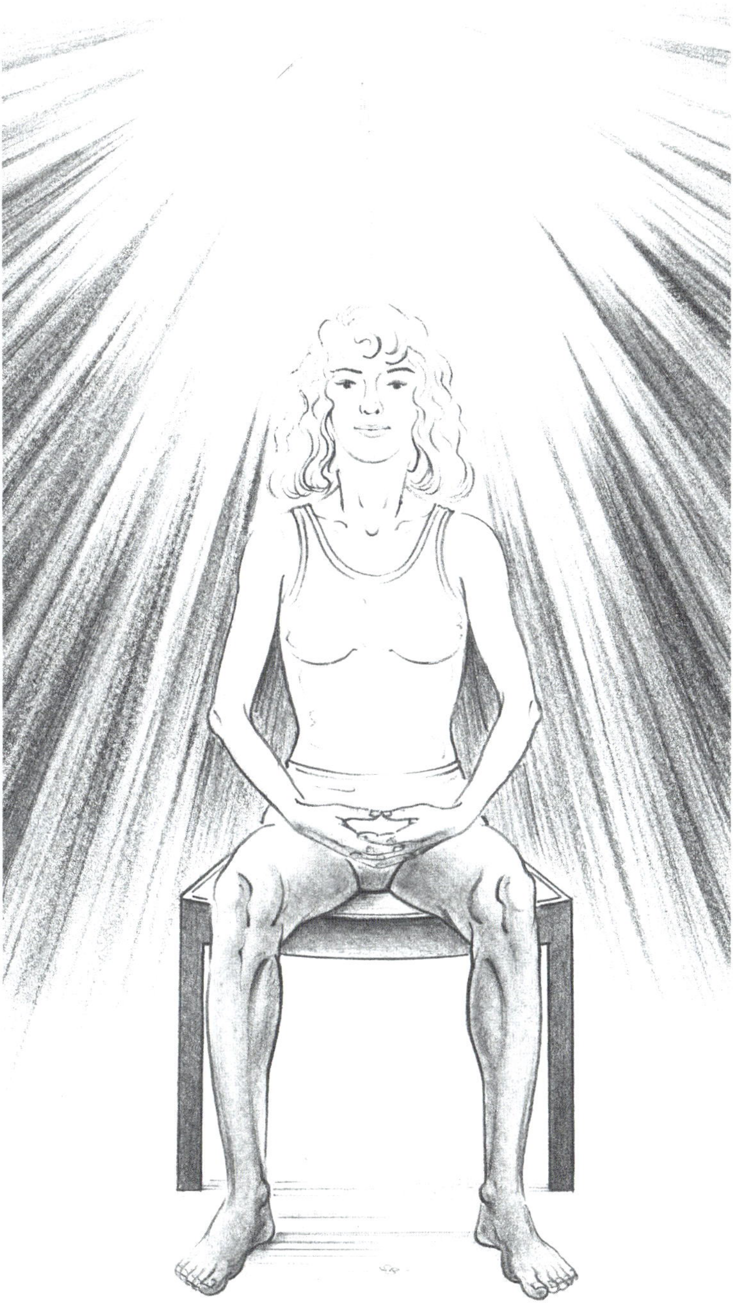

Anhang

Literaturempfehlungen

Cohen, B.: *Sensing, Feeling, and Action: The Experiential Anatomy of Body-Mind Centering*, Northampton, MA: Contact Editions, 1980-1992

Dowd, Irene: *Taking Root to Fly. Articles on Functional Anatomy*, Northampton, MA: Contact Editions, 1995

Epstein, G.: *Healing Visualizations*, New York: Bantam Books, 1989

Franklin, Eric: *Beckenbodenpower. Das dynamische Training für sie und ihn*, München: Kösel, 2002

Franklin, Eric: *Befreite Körper. Das Handbuch zur Imaginativen Bewegungspädagogik*, Kirchzarten: VAK, 2. Aufl. 2000

Franklin, Eric: *Entspannte Schultern, gelöster Nacken*, München: Kösel, 2000

Franklin, Eric: *Locker sein macht stark*, München: Kösel, 1998

Franklin, Eric: *Tanz-Imagination. Stark im Ausdruck und perfekt in der Technik. Das Handbuch für Training und Bühne*, Kirchzarten: VAK, 2001

Keeleman, C. S.: *Emotional Anatomy*, Berkeley, CA: Center Press, 1985

Kristic, R. V.: *Human Microscopic Anatomy*, Heidelberg: Springer, 1997

Leonhardt, H.: *Histologie, Zytologie und Mikroanatomie des Menschen*, Stuttgart: Thieme, 1985

Matt, Pamela: *A Kinesthetic Legacy. The Life and Works of Barbara Clark*, CMT Press, 1994

Olsen, Andrea, und McHose, Caryn: *Körpergeschichten. Das Abenteuer der Körpererfahrung*, Kirchzarten: VAK, 3. Aufl. 1999

Rolland, J.: Inside Motion: *An ideokinetic Basis for Movement Education*, o.O.: Rolland String Research Associates, 1984

Schiebler, T. H: *Histologie*, Heidelberg: Springer, 1996

Sweigard, L.: *Human Movement Potential: Its Ideokinetic Facilitation*, New York: Dodd, Mead and Company, 1978

Todd, Mabel: *Early Writings* (1920-1934), Reprint, New York: Dance Horizons

Todd, Mabel: *The Hidden You*, Reprint, New York: Dance Horizons, 1953

Todd, Mabel: *The Thinking Body*, New York: Dance Horizons, 1972

van den Berg, Frans: *Angewandte Physiologie. Das Bindegewebe des Bewegungsapparates verstehen und beeinflussen*, Stuttgart: Thieme, 1999

Verzeichnis der Übungen

Kapitel 1: *Das Geheimnis unserer Körperzellen*

Kapitel 2: *Das Innenleben unserer Körperzellen*

Über den Autor

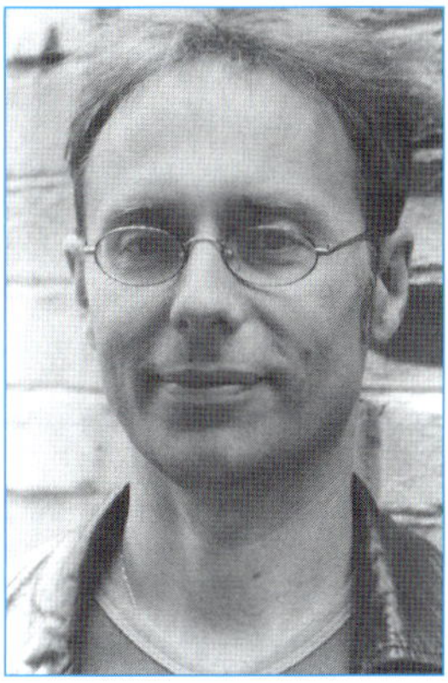

Eric Franklin arbeitet seit über 20 Jahren erfolgreich als Tänzer, Choreograf, Dozent und Buchautor. 1976–79 studierte er an der ETH in Zürich (Diplomsportlehrer). Zu dieser Zeit beschäftigte er sich bereits intensiv mit Tanz und Ballett; er vertiefte seine Kenntnisse an der Tanzhochschule der *New York University*, wo er 1982 den Abschluss als *Bachelor of Fine Arts* erwarb.

Eric Franklin hat bei vielen Tanz- und Theaterproduktionen in New York und in Europa mitgewirkt und ist seit 1980 choreografisch tätig. Er unterrichtete lange Zeit den Schweizer Kunstturn-Nationalkader, lehrte am Heilpädagogischen Seminar Zürich und leitete Weiterbildungskurse für Krankengymnasten. Heute gibt er Gastkurse an den Musikhochschulen Dresden und Wien sowie beim *Royal Ballet* in London. Er hat auch in den USA und in Korea bereits Kurse geleitet und wurde nach China eingeladen, um dort die erste *Modern Dance Company* zu unterrichten.

Seit 1986 setzt Eric Franklin die Technik der Vorstellungsbilder in seinen Lehrveranstaltungen ein. Er ist Gründer und Leiter des „Instituts für Franklin-Methode“ (früher: Institut für Imaginative Bewegungspädagogik) in der Schweiz. Dort lebt er auch mit seiner Frau und seinen Kindern. Das Institut bietet zahlreiche Kurse, Workshops und Ausbildungen an. (Nähere Informationen dazu: siehe nächste Seite)

Eric Franklin ist Koautor des Buches *Breakdance* (1984), für das er den Spezialpreis der öffentlichen Bibliothek der Stadt New York erhielt. Sein erstes Buch in Deutsch heißt *100 Ideen für Beweglichkeit* (1989). Seither erschienen: *Locker sein macht stark* (1998), *Befreite Körper* (bei VAK, 1999), *Entspannte Schultern – gelöster Nacken* (2000), *Tanz-Imagination* (bei VAK, 2001), *Beckenbodenpower* (2002).

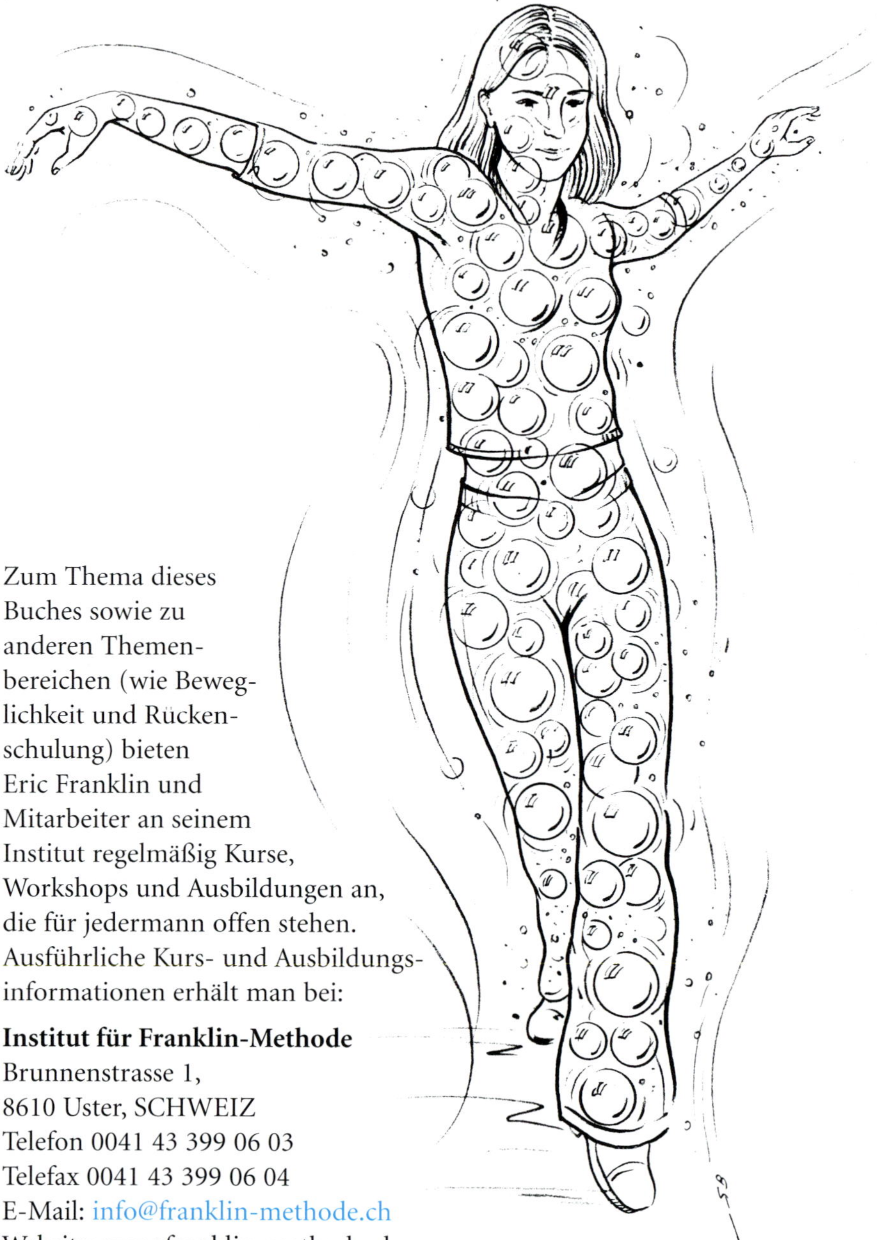

Zum Thema dieses Buches sowie zu anderen Themenbereichen (wie Beweglichkeit und Rückenschulung) bieten Eric Franklin und Mitarbeiter an seinem Institut regelmäßig Kurse, Workshops und Ausbildungen an, die für jedermann offen stehen. Ausführliche Kurs- und Ausbildungsinformationen erhält man bei:

Institut für Franklin-Methode
Brunnenstrasse 1,
8610 Uster, SCHWEIZ
Telefon 0041 43 399 06 03
Telefax 0041 43 399 06 04
E-Mail: info@franklin-methode.ch
Website: www.franklin-methode.ch

Bei diesem Institut sind auch die im Buch erwähnten „Franklin-Bälle“ erhältlich.

Eric N. Franklin

Befreite Körper

Das Handbuch zur imaginativen Bewegungspädagogik

Die persönliche Haltung und Beweglichkeit verbessern und Verspannungen lösen – das bringt der Autor (Tänzer und »Bewegungspädagoge«) humorvoll und leicht nachvollziehbar nahe. *Befreite Körper* ist geschrieben für Körpertherapeuten, Tänzer und alle, die sich leichter bewegen möchten.

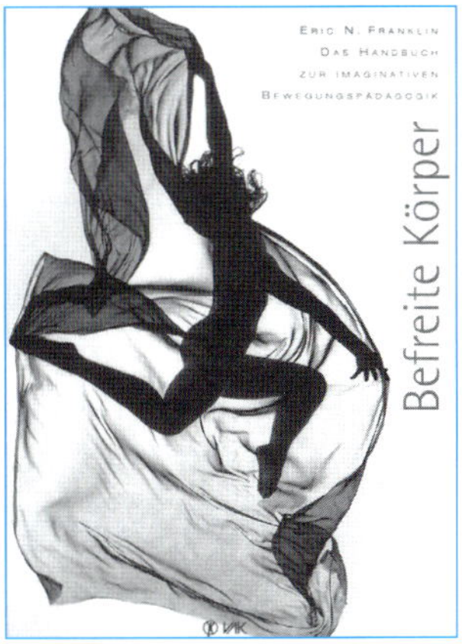

341 Seiten, 197 Abbildungen, Großformat (21 x 29,7 cm),
ISBN 3-932098-26-9

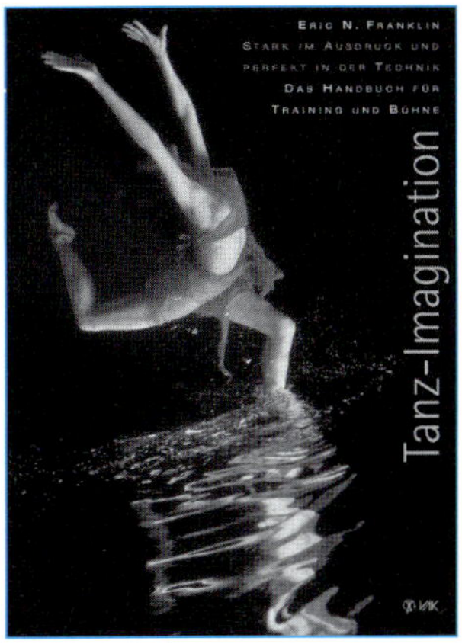

Eric N. Franklin

Tanz-Imagination

Stark im Ausdruck und perfekt in der Technik: Das Handbuch für Training und Bühne

Professionelle Tänzer, ambitionierte Laien, die ihre Technik optimieren wollen, Tanzdozenten und Physiotherapeuten finden hier eine Fülle von Anregungen zum Experimentieren mit Vorstellungsbildern. Der Autor beweist: Überzeugender Ausdruck auf der Bühne ist keine Frage der physischen, sondern der imaginativen Kraft. Tänzer können so neue Choreografien wesentlich leichter erlernen und ihre Improvisationsfähigkeit verbessern.

308 Seiten, 106 Illustrationen, 53 Fotos, Großformat (21 x 29,7 cm)
ISBN 3-932098-94-3

Das **IAK Institut für Angewandte Kinesiologie GmbH, Freiburg**, veranstaltet laufend Kurse in *Edu-Kinestetik, Brain-Gym®, Touch For Health* (Gesund durch Berühren), *Applied Physiology, PKP* und in vielen anderen Bereichen der Angewandten Kinesiologie. Dank enger persönlicher Kontakte zu den Pionieren der AK ist das Institut in der Lage, ständig die neuesten Entwicklungen auf diesem Gebiet zu präsentieren.
Außerdem fördert das Institut die Verbreitung der Angewandten Kinesiologie im deutschsprachigen Raum durch Literaturempfehlungen und Adressenvermittlung.
Wer an der Arbeit des Instituts interessiert ist, kann kostenlose Unterlagen anfordern bei (bitte mit 1,44 € frankierten Rückumschlag beilegen):

IAK Institut für Angewandte Kinesiologie GmbH, Freiburg

Eschbachstr. 5, 79199 Kirchzarten, Telefon 076 61-98 71-0, Telefax 076 61-98 71-49

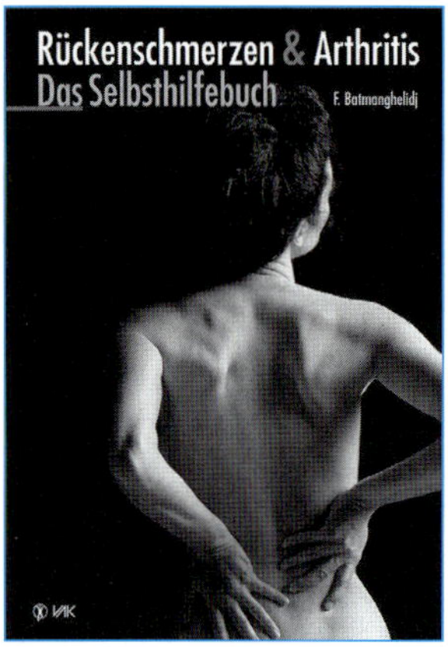

F. Batmanghelidj

Rückenschmerzen & Arthritis

Das Selbsthilfebuch

Der Autor setzt sich als Arzt für patientenzentrierte, einfache medizinische Lösungen ein. Er erklärt einen ausgeglichenen Wasserhaushalt im Körper als wesentlich für eine stabile und bewegliche Wirbelsäule. Sein Bewegungsübungsprogramm zur Rückführung verlagerter Bandscheiben sowie zur Stärkung der Muskulatur ist leicht verständlich und direkt zu Hause durchführbar.
Das Buch ist eine lehrreiche Darstellung für alle Betroffenen, die eine Anregung zur Prävention und Pflege bei Rückenschmerzen, rheumatischem Gelenkschmerz und Arthritis suchen.

157 Seiten, 33 Abb., Paperback (15 x 21,5 cm)
ISBN 3-932098-23-4

Andrea Olsen, Caryn McHose:

Körpergeschichten

Das Abenteuer der Körpererfahrung

Diese Körpergeschichten können Ihre Selbstwahrnehmung grundlegend verändern. Das einfühlende Erleben aller Teile ihres Körpers lässt Sie vielschichtiger beobachten und empfinden. Darüber hinaus gewinnen Sie ein neues, in der eigenen Körpererfahrung begründetes Welt- und Menschenbild. Schilderungen aus der Entwicklungsgeschichte der Menschheit, persönliche Erlebnisse, Kinderzeichnungen und Fotos von Kunstwerken prägen den bildhaften Charakter der Darstellung. Das Buch führt durch 31 Lektionen praktischen Übens und Reflektierens zu einer intimen Begegnung mit dem eigenen Körper.

170 Seiten, 109 Abbildungen, Paperback, fadengeheftet (21 x 29,7 cm),
ISBN 3-924077-34-7

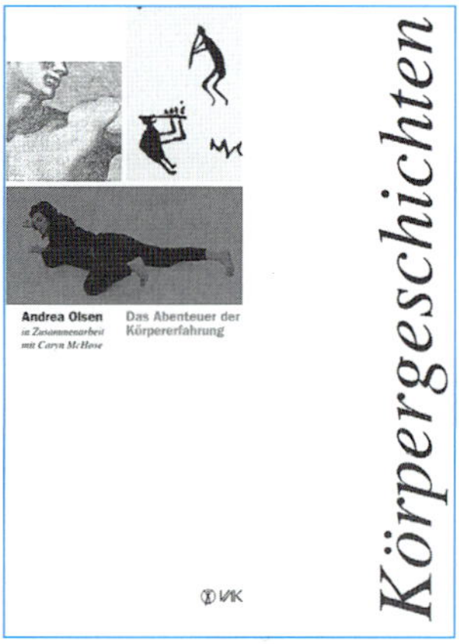

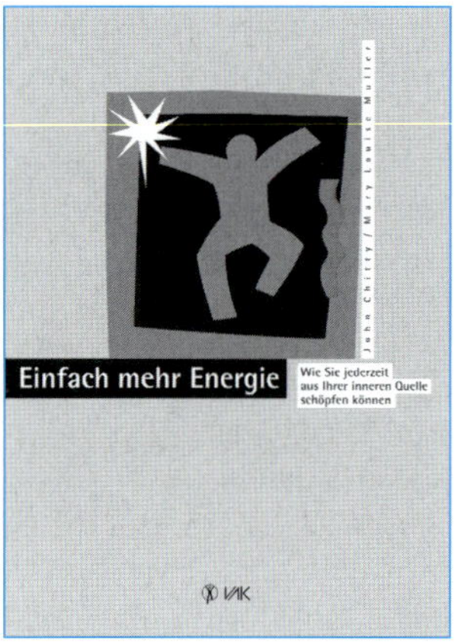

Mary L. Muller, John Chitty:

Einfach mehr Energie

Wie Sie jederzeit aus Ihrer inneren Quelle schöpfen können

Fehlt es Ihnen auch manchmal an Energie? Hier finden Sie die besten Energieübungen aus der östlichen und westlichen Heilkunst: einfache Bewegungsfolgen zur Aktivierung der Lebensenergie, die schnell Wirkung zeigen. Damit lassen sich Spannungen und Stress leicht abbauen. Die Übungen dienen auch zur Steigerung des Lebensgefühls und helfen Ihnen, neue Kraft aus sich selbst zu schöpfen. Diese Selbsthilfe ist leicht erlernbar und erfordert nur wenig Zeit.

158 Seiten, 103 Abbildungen, Großformat (21 x 29,7 cm)
ISBN 3-924077-37-1